Hausaufgaben für Patienten

Herausgegeben von
Jürgen Buchbauer

Bibliografische Information der Deutschen Nationalbibliothek
Die Deutsche Nationalbibliothek verzeichnet diese Publikation in der Deutschen Nationalbibliografie; detaillierte bibliografische Daten sind im Internet über http://dnb.d-nb.de abrufbar.

Bestellnummer 1540

Titelbild: Halfpoint
Stock-Fotografie-ID:1637854488
https://www.istockphoto.com/

Erschienen als Band 14 der Buchreihe „Hausaufgaben für Patienten“

Druck und Verarbeitung: Medienhaus Plump GmbH, Rheinbreitbach
Printed in Germany · ISBN 978-3-7780-1540-7

Inhaltsverzeichnis

Vorwort des Herausgebers 5

1 Zu diesem Buch – Lesehilfe und Motivationstipps 6

Lesehilfe 6

2 Definition, Klassifikation und Bewegungsempfehlungen 9

2.1 Definition von „Rheuma“ und Steckbriefe rheumatischer Erkrankungen 9

2.2 Warum sind Sport und Bewegung wichtig? 14

2.3 Generelle Bewegungsempfehlungen für Erwachsene mit chronischen Erkrankungen 16

2.4 Spezifische Bewegungsempfehlungen für die einzelnen rheumatischen Erkrankungen 17

3 Fallbeispiele und Checkliste 23

3.1 Fallbeispiele 23

3.2 Checkliste 26

4 Was kann ich tun? 28

4.1 Selbsthilfe und Organisationsformen der Rheuma-Liga 28

4.2 Selbsthilfeorganisationen 28

4.3 Selbsthilfe vor Ort 30

4.4 Bewegungsangebote und Funktionstraining der Rheuma-Liga 31

5 Basisübungen für den Alltag 34

5.1 Verhaltensregeln und Prinzipien für den/die Rheumapatient/in . . . 34

5.2 Basisübungen in der Akutphase 38

5.3 Basisübungen nach der Akutphase 47

6 Aufbauübungen für Rheumapatienten 55

6.1 Beweglichkeit und Faszientraining 56

6.2 Koordination und Sensomotorik 67

6.3 Krafttraining für zu Hause 74

6.4 Krafttraining für das Fitness-Studio 87

6.5 Entspannungs- und Dehnübungen 94

6.6 Exemplarische Trainingseinheit 105

7 Sportarten für Rheumapatienten 107

7.1 Generelle Hinweise zum Ausdauersport 107

7.2 Anpassungen an Ausdauersportarten 108

8 Was ich schon immer über rheumatische Erkrankungen wissen wollte 120

9 Weitere Informationen 124

9.1 Liste von Rheumazentren 124

9.2 Literatur 127

Vorwort des Herausgebers

Die Buchreihe „Hausaufgaben für Patienten" richtet sich an Sie als Betroffener und Ihre Angehörigen. Im vorliegenden Band handelt es sich um „Hausaufgaben für Patienten mit rheumatischen Erkrankungen".

Dieser Band gibt eine Anleitung, mit den Problemen der Erkrankung umzugehen. Eine rheumatische Erkrankung äußert sich in unterschiedlichen individuellen Symptomen. Die Erfahrung sowie wissenschaftliche Untersuchungen zeigen, dass gezielte Bewegungstherapie hilft, die Problematik der rheumatischen Erkrankungen in den Griff zu bekommen. Dazu gehört auch die Einnahme von Medikamenten und Physiotherapie. Der Leser/die Leserin lernt den Unterschied kennen zwischen Arthrose, Arthritis sowie Fibromyalgie und den Begleiterkrankungen von Rheuma wie beispielsweise Rückenschmerzen und Osteoporose. Einen Überblick von Bewegungsempfehlungen für spezifische rheumatische Erkrankungen finden Sie in einer Tabelle im Buch (S. 19 und 20).

Weitere Hilfestellungen geben die Autoren anhand von Fallbeispielen und Checklisten. Hilfreich kann es sein, sich mit der Rheuma-Liga in Verbindung zu setzen. Das Angebot reicht von Funktionstraining in der Gruppe bis zur persönlichen Beratung. Adressen finden Sie am Ende des Buches.

Es gibt also einiges zu tun nach dem Motto: „Hilfe zur Selbsthilfe". Dazu wünsche ich Ihnen und Ihren Angehörigen reichlich Motivation und viel Energie bei der Umsetzung. Geben Sie also nicht gleich auf, wenn es nicht so klappt wie erwünscht. Der Weg ist das Ziel mit vielen kleinen Zwischenzielen. Manchmal zwei Schritte vor und einer zurück, bleiben Sie dran.

Jürgen Buchbauer
Sportlehrer, Physiotherapeut,
Heilpraktiker für Physiotherapie

1 Zu diesem Buch – Lesehilfe und Motivationstipps

Herzlichen Glückwunsch – Sie tun etwas für sich! Dadurch, dass Sie diesen Ratgeber in den Händen halten, haben Sie schon mal den ersten Schritt in die richtige Richtung getan!

Denn vermutlich haben Sie Gelenkprobleme, Ihr Arzt oder Ihre Ärztin hat Ihnen gesagt, dass Sie Gelenkentzündungen haben, Sie haben Schmerzen bei vielen Bewegungen, oder Sie sind insgesamt oft sehr erschöpft und in Ihrem Alltag eingeschränkt! Diese Symptome charakterisieren mehrere Facetten eines vielschichtigen Krankheitsbildes, das zusammenfassend als Rheuma bezeichnet wird.

Lesehilfe

Als Autorenteam freuen wir uns natürlich, wenn Sie dieses Buch Zeile für Zeile lesen und alle Übungen ausprobieren. Wir geben Ihnen aber auch gerne zusätzlich eine Orientierung welches Kapitel für Sie in besonderer Weise interessant sein kann.

Kapitel 2 sollten Sie unbedingt lesen, wenn Sie etwas über die Hintergründe von rheumatischen Erkrankungen erfahren möchten. Zunächst wird kurz erklärt, was Rheuma ist und welche unterschiedlichen Krankheitsbilder sich dahinter verbergen. Die Diagnose ist dabei immer die eine Seite, der Grad der Beschwerden und das Ausmaß der Funktionseinschränkungen die andere. So kann ein/e Arthrosepatient/in oft beschwerdefrei sein, aber in akuten Phasen kaum in der Lage sein zu gehen. Vergleichbares gilt auch bei anderen rheumatischen Erkrankungen wie rheumatoider Arthritis oder Fibromyalgie. In den meisten Fällen ist Bewegung hilfreich akute Schmerzsituationen zu lindern und die Funktions- und Leistungsfähigkeit zu erhalten.

Kapitel 3 ist ein Muss. Hier sind Fallbeispiele und Checklisten hinterlegt. Sie finden sich hier hoffentlich wieder, oder können Analogien zu Ihrer persönlichen Situation herstellen.

Kapitel 4 ist hilfreich, wenn Sie konkret an der Rheuma-Liga interessiert sind. Hier erhalten Sie organisatorische Hinweise, wo Sie Hilfe, insbesondere auch zur Selbsthilfe finden.

Kapitel 5 und 6 sind ebenfalls ein Muss für Rheumapatient/innen, die gelegentlich oder öfter Schmerzen haben. Diese beiden Kapitel enthalten praktische Übungsvorschläge, die genau erklärt und mit Bildern illustriert sind. Dabei geht es zunächst um Übungen, die sich im Alltag und zur Schmerzlinderung eignen (Kapitel 5), und solche die der gezielten Funktionserhaltung und -verbesserung dienen (Kapitel 6).

Kapitel 7 richtet sich an Rheumapatient/innen, die sich noch so fit fühlen, dass sie sich auch sportlich betätigen möchten. Vielleicht würden sie gerne noch ihren Lieblingssport weiter ausüben. In diesem Kapitel besprechen wir die Chancen und Risiken einzelner Sportarten für Rheumatiker/innen.

Kapitel 8 ist für medizinisch Interessierte ein kurzer Abriss zu Rheuma.

Abschließend werden in den Kapiteln 9 und 10 noch Internetseiten und hilfreiche Adressen aufgelistet sowie Literaturtipps gegeben.

„Die Besteigung jedes Berges beginnt mit dem ersten Schritt"

Dieses Zitat, das Laozi, einem chinesischen Philosophen aus dem 6. Jahrhundert v. Chr., zugeschrieben wird, hat heute noch genauso viel Bedeutung wie früher.

Man könnte es auch so formulieren: Wer will, findet Wege, wer nicht will, findet Gründe! Das gilt auch für Ihre persönliche körperliche und sportliche Aktivität.

Mal passt das Wetter nicht, man findet keinen, der mitmacht, es fehlt die passende Ausrüstung. Kurzum, es gibt viele Gründe, die eigene Aktivität immer wieder aufzuschieben oder zu unterlassen. Dabei wissen wir sowohl in der Wissenschaft als auch durch die eigene Erfahrung sehr viel über die positiven Wirkungen der körperlich-sportlichen Aktivität. Es haben auch die meisten von uns schon Sportschuhe oder Walking-Stöcke gekauft oder bei einem Gymnastik- oder Walkingkurs mitgemacht.

Die Schwierigkeit liegt beim regelmäßigen Tun. Dieser Schritt ist der größte. Setzen Sie deshalb am Anfang Ihre persönlichen Ziele nicht zu hoch. Beginnen Sie einfach mit den ersten Übungen oder mit den ersten Walking-Schritten. Sie werden schnell merken, wie gut Ihnen das tut. Sie werden mobiler, die Gelenksteifigkeit verbessert sich. Wenn Sie etwas mehr tun, werden Sie auch spüren, dass Ihnen die Übungen Spaß machen und gar nicht mehr so anstrengend sind.

Denken Sie an Ihren inneren Schweinehund. Der hat ganz viele Tricks auf Lager, mit denen er Sie vom Bewegen abhalten will. Versuchen Sie ihn nicht zu bekämpfen, sondern zu überlisten.

Am Anfang helfen kleine Belohnungen, um ihr Bewegungsprogramm aufrecht zu halten. Verabreden Sie sich mit Bewegungspartner/innen, dann fällt es oft leichter, sich für ein Bewegungsprogramm zu motivieren. Sie werden merken, mit der Zeit macht die Bewegung immer mehr Spaß, und es fehlt Ihnen etwas, wenn Sie sich nicht bewegen. „Wenn Ihr Schweinehund bellt und mit Ihnen raus will, dann haben Sie es geschafft."

Unser Ziel ist es, Ihnen mit diesem Ratgeber eine konkrete Praxishilfe an die Hand zu geben, um Ihre Lebensqualität zu steigern.

Jede Krankheit ist mit Einschränkungen, oft auch mit Verzicht und Schmerzen verbunden. Bewegung ist Leben und richtig dosiert kann es wie ein Medikament wirken. Die Bewegung kann die Funktionsfähigkeit erhalten und wiederherstellen, weit darüber hinaus auch die Leistungsfähigkeit steigern und das Wohlbefinden verbessern. Wir wünschen Ihnen viel Spaß bei der Lektüre dieses Ratgebers und beim Ausprobieren unserer Übungsvorschläge!

Rita Wittelsberger, Steffen Wiemann, Jan Greulich, Siegfried Hofmann,
Nikolaus Miehle, Stefan Sell & Klaus Bös

2 Definition, Klassifikation und Bewegungsempfehlungen

2.1 Definition von „Rheuma" und Steckbriefe rheumatischer Erkrankungen

Rheuma ist ein Sammelbegriff für ca. 400 unterschiedliche Erkrankungen des Stütz- und Bindegewebes des Bewegungsapparats, die oft mit einer Entzündung einhergehen.

„Sammelbezeichnung für ätiologisch heterogene Erkrankungen des Stütz- und Bindegewebes des Bewegungsapparats, häufig mit systemischer Beteiligung des Bindegewebes innerer Organe. Die WHO definiert Erkrankungen des rheumatischen Formenkreises als Erkrankungen des Bindegewebes und schmerzhafte Störungen des Bewegungsapparats, die zur Ausbildung chronischer Symptome führen können." (Pschyrembel, 2021)

Dabei kann es zu dauerhaften Schmerzen in den Bewegungsorganen und in den angrenzenden Gelenken sowie im Bindegewebe kommen, und dies führt vor allem

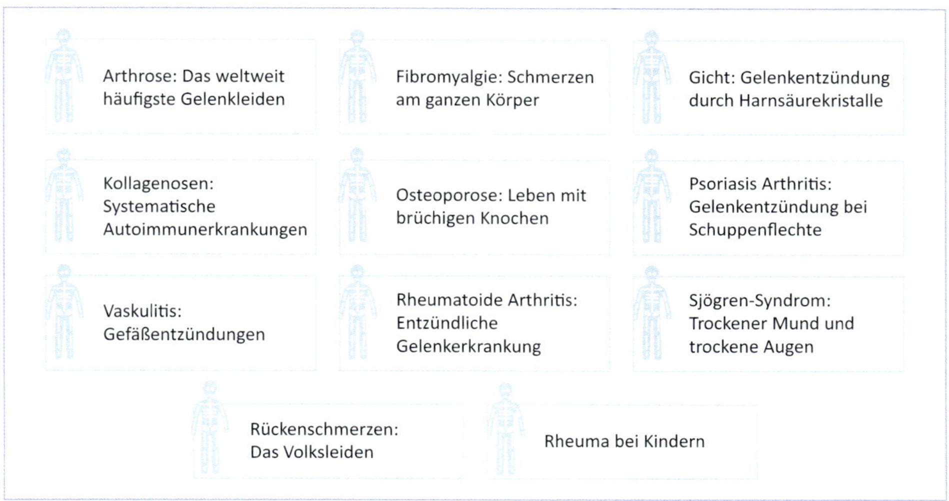

Abb. 1: Übersicht über mögliche Krankheitsbilder bei Rheuma (Deutsche Rheuma-Liga Bundesverband. e. V., 2020)

zur Einschränkung der Beweglichkeit. Zusätzlich können allgemeine Krankheitssymptome wie Erschöpfung, Fieber oder Gewichtsabnahme auftreten (Robert-Koch-Institut RKI, 2010). Meist sind die Erkrankungen nicht lebensbedrohlich, aber mit einer deutlichen Einschränkung der Lebensqualität und einer langanhaltenden Therapie verbunden, die häufig u. a. aus der Gabe von Medikamenten, aber auch aus Anwendungen der Physio- und Ergotherapie besteht. Insgesamt sind in Deutschland ca. 20 Millionen Menschen von Rheuma betroffen. Neben Erwachsenen kann es auch Kinder und Jugendliche treffen (Deutsche Rheuma-Liga Bundesverband e.V., 2020).

Systematisierung

Die rheumatischen Erkrankungen werden in vier große Bereiche eingeteilt:

1. Degenerative Erkrankungen (Arthrose)
2. Entzündlich-rheumatische Erkrankungen (Rheumatoide Arthritis, Spondylitis ankylosans, Kollagenosen, Systemischer Lupus erythematodes)
3. Weichteilrheumatische Erkrankungen (Fibromyalgie-Syndrom)
4. Stoffwechselerkrankungen (Gicht, Hämochromatose)

Nicht direkt dazu gezählt, aber durchaus nicht zu vergessen sind die Begleiterkrankungen von Rheuma (Rückenschmerzen und Osteoporose).
Im Folgenden wird nun ein kurzer Steckbrief zu den einzelnen rheumatischen Erkrankungen gegeben:

1. Degenerative Erkrankungen (Arthrose)

- *Häufigkeit:* Häufigste Gelenkerkrankung bei Erwachsenen, ¼ aller Frauen, ⅙ aller Männer (RKI & Rabenberg, 2013), Lokalisation v. a. Kniegelenk, Hüftgelenk und Schultergelenk, aber auch Finger- und kleine Wirbelgelenke der Wirbelsäule.
- *Symptome:* Irreversible degenerative Schädigungen an den Gelenkflächen, v. a. Gelenkknorpel mit Rissen und Veränderungen der Knorpeloberfläche, Reibung und Entzündungsreaktion bis zum vollständigen Abtragen des Knorpels, Schmerzepisoden in Schüben, langsamer, aber stetig voranschreitender Verlauf.
- *Ursachen:*
  - Systemisch: Alter, Geschlecht
  - Genetische Faktoren: Erbfaktoren
  - Mechanische Faktoren wie Verletzungen/Überbeanspruchung, Körpergewicht (BMI > 25) und Muskelschwäche/Fehlhaltungen.

- *Behandlung/Therapie:*
  - Medikamentös mit Nicht-Steroidalen Antirheumatika (NSAR) oder Kortison.
  - Nicht-medikamentös: mit Krankengymnastik, physikalische Therapie und Normalisierung des Körpergewichts.
  - Operative Therapie: mit gelenkerhaltender OP, Gelenkprothese oder Gelenkversteifung.

2. Entzündlich-rheumatische Erkrankungen (Rheumatoide Arthritis, Spondylitis Ankylosans, Kollagenosen, Systemischer Lupus erythematodes)

- *Symptome:* oft mehrere Gelenke und Organe betroffen, zusätzlich Allgemeinsymptome wie Müdigkeit und Abgeschlagenheit, Entzündung im Körper durch fehlgeleiteten Angriff auf das eigene Abwehrsystem, unklare Genese, daher oft auch Auto-(Selbst)-immun-(Abwehrsystem)-erkrankungen genannt.
- Drei große Gruppen
  - Entzündliche Gelenkerkrankungen wie z. B. Rheumatoide Arthritis.
  - Entzündliche Erkrankungen der Wirbelsäule und einzelner Gelenke wie z. B. Spondylarthritiden, ankylosierende Spondylitis, Psoriasisarthritis (Schuppenflechte), reaktive Arthritis, chronische Entzündungen des Darmes.
  - Kollagenosen und Lupus erythematodes.

Rheumatoide Arthritis (chronische Polyarthritis)

- *Häufigkeit:* 0,5–0,8 % der Erwachsenen, junge Frauen haben ein 4-fach höheres Risiko als Männer, meist zwischen 55–65 Jahre alt.
- *Symptome:* chronische Entzündung der Gelenkinnenhäute und angrenzender Gewebe sowie allgemeine Krankheitszeichen, Zerstörung der betroffenen Gelenke, beidseitigen (symmetrischen) Befall mit Schmerzen und Schwellungen vorwiegend der kleinen Gelenke (Finger/Füße), aber auch größere Gelenke, Blutfaktoren wie Rheumafaktor oder Anti-CCP-AK nachweisbar (RKI, 2010), Klassifikation durch ACR/EULAR-Klassifikationskriterien.
- *Ursachen:* genetische Faktoren und Rauchen und die Interaktion zwischen genetischen Faktoren und Umweltfaktoren (RKI, 2010).
- *Therapie/Behandlung:*
  - Basismedikamente (z. B. Methotrexat, Sulfasalazin oder Leflunomid), so früh wie möglich nach Diagnosestellung, da ein schützender Effekt auf Gelenke und eine positive Beeinflussung des Krankheitsverlaufs zu verzeichnen ist.
  - Gentechnisch hergestellte Medikamente: sog. Biologika, z. B. TNF alpha-Inhibitoren.

  - Januskinasehemmer, Kortison zur Entzündungsreduktion.
  - Physio- und Ergotherapie, körperliche Aktivität, eine gesunde Ernährung, Hilfsmittel, ggf. operative Eingriffe (RKI, 2010).

Spondylitis Ankylosans (Morbus Bechterew)

- *Häufigkeit:* Ca. 0,5 % der Bevölkerung, mehr Frauen als Männer, Erkrankungsbeginn zwischen 20–40 Jahren.
- *Symptome:* tiefsitzende nächtliche Rückenschmerzen, knöcherne Gelenkversteifungen an der Wirbelsäule, Entzündungen an den Sehnenansatzstellen wie z. B. an der Achillessehne, meist einseitiger Befall der großen Gelenke wie Knie und Hüfte.
- *Ursache:* genetisches Merkmal HLS B27 „Humanen Leukozyten Antigens" bei über 90 % im Blut nachweisbar.
- *Therapie/Behandlung:*
  - Medikamentös: nichtsteroidalen Antirheumatika wie z. B. Ibuprofen, Biologika, Januskinasehemmer, Methotrexat
  - Nicht medikamentös: Krankengymnastik von Beginn an wichtig (Eigenregie), physikalisch-therapeutische Maßnahmen wie Wärme, Kälteanwendungen

Kollagenosen

- *Unterscheidung in:*
  - Kollagenosen = entzündlichen Erkrankungen vorwiegend des Bindegewebes
  - Vaskulitiden = entzündliche Erkrankungen der Gefäße
- *Häufigkeit:* 0,1 % der Bevölkerung, Frauen 10x mehr als Männer, meist Erkrankungsbeginn zwischen 20–30 Jahren.
- *Ursachen:* ggf. Erbfaktoren, Umwelteinflüsse, Sonnenlicht, Infektionen, Medikamente.

Systemischer Lupus erythematodes

- Entzündliche Erkrankung des Bindegewebes und der Gefäße, Paradebeispiel für eine Autoimmunerkrankung
- *Symptome:* Befall der Gelenke und innerer Organe, entzündliche Hautveränderungen, Gelenkschmerzen, Muskel- und Nierenentzündungen
- *Ursache:* Bildung vieler Antikörper, die das körpereigene Gewebe angreifen, hervorgerufen durch Entzündungen
- *Therapie:* nicht heilbar, nur Symptomverbesserung, 75 % Kortison, Antimalariamittel oder Immunsuppressiva

3. Weichteilrheumatische Erkrankungen (Fibromyalgie-Syndrom)

- *Häufigkeit:* 2,1% der deutschen Bevölkerung, zu 80% Frauen zwischen 40–60 Jahren (Eich et al., 2017).
- *Symptome:* betroffen sind hauptsächlich Muskeln, Sehnen und andere Weichteile, lokal oder generalisierbar, Schmerzen und Entzündungen an Muskeln und Sehnen an unterschiedlichen Körperregionen, Ganzkörperschmerzen und diffuser Symptomkomplex aus chronischen Schmerzen, Schlafstörungen, Müdigkeit, Depressivität, teils extremer Ängstlichkeit und Einschränkungen der kognitiven Funktion.
- *Ursache:* Z. B. biologische Faktoren, wie das gleichzeitige Auftreten einer entzündlich-rheumatischen Erkrankung, psychische Faktoren wie z. B. depressive Störung, oder Lebensstilfaktoren wie z. B. Übergewicht und mangelnde körperliche Aktivität (Deutsche Schmerzgesellschaft, 2017).
- *Diagnose:* oft nur mittels Ausschlussverfahren anderer körperlicher Erkrankungen, kein Nachweis durch Laborwerte, teils auch in Kombination mit psychischen Störungen (Deutsche Gesellschaft für Rheumatologie DGRh e.V., 2014; Eich et al., 2017).
- *Behandlung/Therapie:* Unterschiedliche Therapieansätze z. B. Bewegung wie Ausdauer und Funktionstraining, aber auch kognitive Verhaltenstherapie, teils auch medikamentös zur Schmerzreduktion oder in Erweiterung auch gegen Angst und Depression mit Amitriptylin oder Pregabalin.

4. Stoffwechselerkrankungen (Gicht, Hämochromatose)

Gicht

- *Häufigkeit:* Fast 80% sind Männer im Alter von 40–60 Jahren.
- *Symptome:* vermehrte Bildung von Harnsäurekristallen, die sich in den Gelenken, Schleimbeuteln, Sehnen, Haut und Ohrknorpel einlagern können, sehr schmerzhafte, phasenweise Gelenkentzündungen und Gelenkschmerzen.
- *Ursache:* oft erbliche Faktoren.
- *Behandlung/Therapie:* Verzicht auf purinreiche Kost und Vermeidung von Alkohol, medikamentöse harnsäuresenkende Therapie, zur Anfallsprophylaxe auch Colchicin.

Hämochromatose

- *Häufigkeit:* Männer sind 10x häufiger als Frauen betroffen.
- *Symptome:* Störung des Eisenstoffwechsels, Überschuss an Eiseneinlagerungen im Körper und dadurch Schädigung des Gewebes, frühzeitig auftretender Gelenkverschleiß, meist erst im höheren Alter mit Gelenkschmerzen, Dunkelfärbung der Haut sowie Haar- und Gewichtsverlust.
- *Behandlung/Therapie:* Aderlass zur Senkung des Eisengehaltes im Körper.

Bei allen rheumatischen Erkrankungen stehen sehr häufig auch Begleiterkrankungen, sogenannte Komorbiditäten, im Vordergrund, die in einem ganz erheblichen Maße den Gesundheits- und Krankheitsprozess beeinflussen. Die häufigsten Komorbiditäten sind Rückenschmerzen und Osteoporose. Danach gefolgt von Depression, Hypertonie und Magen-Darm-Erkrankungen.

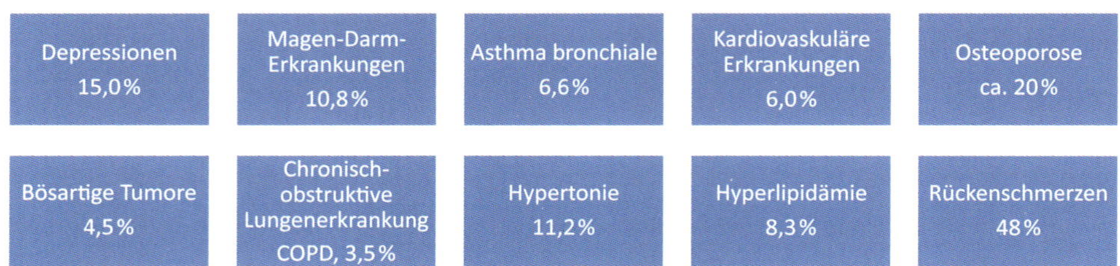

Abb. 2: Die häufigsten Komorbiditäten (Begleiterkrankungen) bei rheumatischen Erkrankungen

Rückenschmerzen treten allgemein sehr häufig auf, nahezu jede/r erleidet einmal in seinem/ihrem Leben Rückenschmerzen. Die meisten Beschwerden betreffen den unteren Rücken. Gerade bei rheumatischen Erkrankungen wie z. B. Spondylarthrosen, Ankylosierender Spondylitis (Morbus Bechterew) und Fibromyalgie kann dies mit eine der häufigsten Begleiterkrankungen sein. Man unterscheidet zwischen chronisch-unspezifischen bzw. nichtspezifischen (keine Ursache erkennbar) und spezifischen Rückenschmerzen (Grunderkrankung liegt vor).

Bei Osteoporose nimmt die Knochendichte rasant ab, und die Wirbelkörper werden porös und können leicht brechen. Aus Angst, dass es zu einem Bruch kommt, bewegen sich die Patient/innen noch weniger. Die Krankheit ist weit verbreitet. In Deutschland leben mindestens vier Millionen Menschen mit der Diagnose. Osteoporose tritt vor allem bei älteren Menschen auf. Frauen sind deutlich häufiger betroffen als Männer.

2.2 Warum sind Sport und Bewegung wichtig?

Sport treiben und sich in Bewegung halten sind heutzutage ein fester und wichtiger Bestandteil im Therapiekonzept für die Behandlung von Patienten/innen mit rheumatischen Erkrankungen. Aus vielen anderen medizinischen Bereichen ist bereits bewiesen, dass sich „Bewegung" und „Sport treiben" sehr positiv auf das eigene Wohlbefinden auswirken kann und auch einen großen Einfluss auf die

Krankheit selbst hat. Es kann die Ausprägung der Krankheit reduzieren und maßgeblich zum Heilungsprozess beitragen. Eine Besserung des Befindens und auch eine Reduktion der sog. Krankheitsaktivität – also der akuten Krankheitszeit – sind enorm wichtig, genauso wie ein bestmöglicher Umgang mit der Erkrankung. Das Schöne ist, dass man dies selbst in der Hand hat. Denn in jeder Krankheitsphase sind Bewegung und Aktivität möglich und hilfreich, natürlich angepasst an die entsprechende Symptomatik.

Gerade bei entzündlich-rheumatischen Erkrankungen wie der rheumatoiden Arthritis, aber auch bei vorwiegend degenerativen Erkrankungen wie der Arthrose werden drei Phasen der Symptomatik unterschieden:

1. Akute, aktivierte Phase: Starke Schmerzen und starke Bewegungseinschränkungen.
2. Subakute Phase: Beschwerden sind zwar noch da, jedoch deutlich reduziert mit gleichzeitiger medikamentöser Therapie. Alltagsaktivitäten sind machbar.
3. Remissionsphase, freie Phase: keine Beschwerden.

In allen drei Phasen kann und soll sich der/die Patient/in bewegen. Der/die Patient/in darf hierdurch aber nicht vermehrt Schmerzen bekommen, d. h. die Bewegung und die Übung gehen immer nur bis zu einer vorher festgelegten Schmerzgrenze z. B. 6 von 10 auf der Schmerzskala. Das Ausmaß der Bewegung und die Art Sport zu treiben sind in allen Phasen unterschiedlich. Generell gilt natürlich, dass Bewegung und Sport, die die Gelenke stark belasten wie z. B. Joggen oder Sprünge, eher vermieden werden sollten. Empfohlen wird z. B. Walking, da dies gelenkschonender ist.

Somit gilt:

1. In allen Krankheitsphasen kann und soll der/die Patient/in sich bewegen!
2. Das Ausmaß der Bewegung muss angepasst sein an die Krankheitsstadien!
3. Stark gelenkbelastende Bewegungen sollten vermieden werden!
4. Der/die Patient/in soll nur bis zu einer gewissen Schmerzgrenze gehen, d. h. er/sie darf die Bewegung nicht „büßen müssen" (vermehrte Beschwerden haben nach der Bewegung)!
5. Eine regelmäßige Bewegung, v. a. in den Phasen mit weniger oder niedriger Krankheitsaktivität, wirkt sich nachweislich positiv auf den gesamten Krankheitsverlauf aus!

2.3 Generelle Bewegungsempfehlungen für Erwachsene mit chronischen Erkrankungen

Einmal ist besser als kein Mal! Die größten Trainingseffekte beobachtet man, wenn es gelingt, „Nichtsportler" zum Einstieg in den Gesundheitssport zu motivieren.

Es gibt sogenannte Guidelines, also wissenschaftlich begründete Empfehlungen, wie viel körperlich-sportliche Aktivität es sein sollte.

Eine ganz einfache Faustregel lautet 8000–10000 Schritte am Tag. Dies ist eine ganz schön hohe Hürde, da man im normalen Alltag etwa nur 3000–5000 Schritte zurücklegt, es sollte einen jedoch motivieren, so aktiv wie möglich zu sein, denn jeder zusätzliche Schritt zählt!

Etwas komplizierter, aber dafür wissenschaftlich fundierter, sind die „Bewegungsempfehlungen für Erwachsene mit einer chronischen Erkrankung" (Rütten & Pfeifer, 2016, S. 48 f.), die seit 2016 erstmals national für Deutschland postuliert wurden. Diese gelten für Personen im Alter von 18 bis 65 Jahren, die unter einer chronischen Erkrankung leiden. Explizit genannt werden dabei Diabetes mellitus Typ 2, chronisch obstruktive Lungenerkrankung, (stabile) ischämische Herzerkrankung, Zustand nach Schlaganfall (mehr als sechs Monate nach Akutereignis), Depressionen, Arthrose der Hüfte und der Knie sowie chronischer nichtspezifischer Rückenschmerz.

Tab 1: Bewegungsempfehlungen für Erwachsene mit einer chronischen Erkrankung (Rütten & Pfeiffer, 2016. S. 48 f.)

- Erwachsene mit einer chronischen Erkrankung sollten regelmäßig körperlich aktiv sein. Sie erzielen dadurch bedeutsame Gesundheitswirkungen.
- Gesundheitswirkungen entstehen bereits dann, wenn Personen, die gänzlich körperlich inaktiv waren, in geringem Umfang aktiv werden. Das heißt, jede zusätzliche Bewegung ist mit gesundheitlichem Nutzen verbunden. Jeder auch noch so kleine Schritt weg von der Inaktivität ist wichtig und fördert die Gesundheit.
- Um die Gesundheit zu erhalten und umfassend zu fördern, sollten Erwachsene mit einer chronischen Erkrankung sich an den Bewegungsempfehlungen für Erwachsene ohne chronische Krankheiten orientieren. Die meisten Erwachsenen mit einer chronischen Erkrankung können und sollten
  - möglichst mindestens 150 Minuten/Woche aerobe körperliche Aktivität mit moderater Intensität durchführen (z. B. 5 x 30 Minuten/Woche) (Aerob bezeichnet hier hauptsächlich Ausdaueraktivitäten wie z. B. Walking, Spazieren gehen oder Radfahren) oder

- mindestens 75 Minuten/Woche aerobe körperliche Aktivität mit höherer Intensität durchführen oder
- aerobe körperliche Aktivität in entsprechenden Kombinationen beider Intensitäten durchführen,
- dabei jeweils die Gesamtaktivität in mindestens 10-minütigen einzelnen Einheiten verteilt über Tag und Woche sammeln (z. B. mind. 3x10 Minuten/Tag an fünf Tagen einer Woche)
- und zusätzlich zweimal wöchentlich muskelkräftigende Übungen durchführen.

▸ Erwachsene mit einer chronischen Erkrankung sollten in Phasen, in denen sie nicht in dem Maße körperlich aktiv sein können, wie es die Empfehlungen für gesunde Erwachsene nahelegen – z. B. aufgrund von Krankheitsschwere, Symptomatik oder körperlicher Funktionsfähigkeit –, so aktiv sein, wie es ihre momentane Situation zulässt.

▸ Um die Sicherheit und Effektivität körperlicher Aktivität zu erhöhen, sollten Erwachsene mit einer chronischen Erkrankung

- beim Einstieg in einen körperlich aktiven Lebensstil bzw. in ein körperliches Trainingsprogramm eine (sport-)medizinische Eingangsuntersuchung durchführen lassen.
- gemeinsam mit einer Ärztin oder einem Arzt entscheiden, ob die selbstständige Durchführung körperlicher Aktivitäten sicher und angemessen ist, oder zu Beginn eine professionelle Betreuung durch Personen aus Bewegungsfachberufen angebracht ist.
- gemeinsam mit einer Person aus einem Bewegungsfachberuf die Dosis (Bewegungsart, Trainingsintensität, -dauer und -frequenz) an körperlicher Aktivität individuell anpassen.

▸ In Phasen der Krankheitsprogression, mangelnder Krankheitskontrolle oder Verschlechterung des Gesundheitszustandes den professionellen Rat von Personen aus Gesundheitsfachberufen einholen, da z. B. veränderte körperliche Aktivitäten oder sogar eine Aktivitätspause notwendig sein können.

2.4 Spezifische Bewegungsempfehlungen für die einzelnen rheumatischen Erkrankungen

Durch eine umfangreiche Literaturrecherche im Rahmen des Projektes „Weiterentwicklung des Funktionstrainings" der Deutschen Rheuma-Liga e. V. von 2019–2020 in Zusammenarbeit mit Tiemann, Mohokum, Wittelsberger, Woll und Sell wurden für einzelne rheumatische Erkrankungen im Detail nach Bewegungsempfehlungen recherchiert (Pedersen & Saltin, 2015; Tiemann, Mohokum, Woll & Sell, 2019; Tiemann, Mohokum, Müller, Woll, Sell & Wittelsberger, 2019; Tiemann, Mohokum, Müller, Woll, Sell & Wittelsberger; 2020). Dabei wurde systematisch angeschaut, welche Studien es gibt, die eine Aussage zur Bewegung ermöglichen. Es ging um die Art der Aktivität, den Umfang/Dauer, die Frequenz (Häufigkeit/Woche) und die Intensität der Aktivität. Idealerweise wurde auch etwas zum Dosis-Wirkungsprinzip gefunden, also wie viel Dosis an Bewegung es braucht, um eine spezifische Wirkung zu erzielen.

Im Nachfolgenden werden für die verschiedenen rheumatischen Erkrankungen:

- Arthrose,
- Rheumatoide Arthritis,
- Spondylitis ankylosans,
- Psoriasis Arthritis, Sklerodermie, Lupus erythematodes, Sjörgen-Syndrom,
- Fibromyalgie,
- Osteoporose,
- Rückenschmerzen und
- Gicht

die spezifischen Bewegungsempfehlungen dargestellt (Tab. 2).

Neben den Bewegungsempfehlungen gibt es auch jeweils noch verschiedene Kontraindikationen, die für die einzelnen Erkrankungen berücksichtigt werden sollen (Tab. 3). Beim Vorliegen dieser sollte für die Aktivität eine Pause eingelegt werden. Wichtig zu beachten ist jedoch, dass trotzdem Alltagsbewegung so oft wie möglich stattfinden sollte.

Tab 2: Bewegungsempfehlungen für spezifische rheumatische Erkrankungen

Name	Art der Aktivität/des Trainings	Umfang/Dauer	Frequenz	Intensität
Arthrose	Insbesondere (Kombination von) Ausdauertraining und Krafttraining; weitergehend Beweglichkeits-/Mobilisationsübungen, Dehnübungen, Koordinationsübungen/sensomotorisches Training, Yoga, Vibrationstraining (in unterschiedlichen Kombinationen), Aqua-Training.	häufig 45–60 Minuten	überwiegend 1–2 Einheiten pro Woche	Moderat (bis intensiv)
Rheumatoide Arthritis	Insbesondere Ausdauertraining und Krafttraining; weitergehend Beweglichkeitsübungen und Dehnübungen (jeweils in unterschiedlichen Kombinationen); Übungen in der Gruppe; Einbindung des Trainings in den Alltag.	häufig 30–60 Minuten	überwiegend 2–3 Einheiten pro Woche	Moderat bis intensiv
Spondylitis ankylosans (Morbus Bechterew)	Insbesondere Ausdauertraining, Krafttraining und Dehnübungen (in unterschiedlichen Kombinationen); weitergehend Koordinationsübungen; (angeleitete) Gruppenprogramme und Heimtrainingsprogramme.	häufig 60 Minuten	überwiegend 3–5 Einheiten pro Woche	Nicht genau definiert
Psoriasis Arthritis, Sklerodermie, Lupus erythematodes, Sjörgen-Syndrom	Es liegen zu wenige Studien für aussagekräftige Ergebnisse vor. Daher lassen sich zurzeit (noch) keine konkreten Angaben zu (besonders) effektiven Arten körperlicher Aktivität und deren optimaler Dosis treffen. Wie bereits oben angedeutet, scheint es jedoch (mit aller Vorsicht) so zu sein, dass – ähnlich wie bei vielen anderen rheumatischen bzw. muskuloskelettalen Erkrankungen – ein mehrmaliges (2- bis 3-maliges) wöchentliches Training mit moderater bis höherer Intensität positive gesundheitliche Wirkungen auslöst.			

Name	Art der Aktivität/des Trainings	Umfang/Dauer	Frequenz	Intensität
Fibromyalgie	Insbesondere Ausdauertraining und Krafttraining; weitergehend Dehnübungen, Mobilisationsübungen, Koordinationsübungen, Faszientraining (in unterschiedlichen Kombinationen); Aqua-Training; Tai-Chi.	häufig 45–60 Minuten	überwiegend 2 Einheiten pro Woche	Moderat bis intensiv; häufig
Osteoporose	Insbesondere (eine Kombination von) Ausdauertraining, Krafttraining und Gleichgewichtstraining (zur Sturzprävention); weitergehend Dehnübungen. Höher-intensives Krafttraining erscheint in Bezug auf eine Erhöhung der Knochenmineraldichte effektiver als niedrig-intensives Training.	häufig 60 Minuten	überwiegend 2–3 Einheiten pro Woche	Moderat bis intensiv
Rückenschmerzen	Körperliche Aktivität allgemein (Aufrechterhaltung der Alltagsaktivitäten); Ausdauertraining; Krafttraining; Rumpfstabilisationstraining; Gehen; Aqua-Training. Generelle Aufrechterhaltung regelmäßiger körperlicher Aktivität erscheint wichtiger als die Durchführung spezifischer Bewegungsübungen.	nicht genau definiert	überwiegend 2–3x pro Woche	Moderat bis intensiv
Gichtarthritis	Aufgrund des Mangels an belastbaren Studien lassen sich zurzeit keine konkreten Aussagen zu besonders effektiven körperlichen Aktivitäten und deren Dosierung speziell bei Gichtarthritis treffen.			

Tab 3. Kontraindikationen für Bewegung und Aktivität bei spezifischen rheumatischen Erkrankungen

Name	Kontraindikationen
Arthrose	▶ Bei akuten Gelenkentzündungen sollte das betroffene Gelenk geschont werden, bis die medikamentöse Behandlung wirksam wird. ▶ Wenn sich der Schmerz nach dem Training verschlechtert, sollte eine Pause eingelegt und das Trainingsprogramm modifiziert werden. ▶ Bei Osteoarthritis infolge einer Gelenkverletzung sollten (vor allem bei jungen Menschen) körperliche Aktivitäten vermieden werden, bei denen die betroffenen Gelenke insbesondere durch axiale Druckbelastungen oder Verdrehungen stark belastet werden. Bei Anzeichen einer akuten Gelenkentzündung und/oder einer Verschlechterung der Symptome sollte das Trainingsprogramm geändert werden. ▶ Ein Training der nicht betroffenen Gelenke wirkt sich positiv aus. ▶ Starkes Übergewicht kann u. U. eine Kontraindikation darstellen, da eine mechanische Überbelastung das Fortschreiten der Krankheit fördern kann. Deshalb sollte zusätzlich zur körperlich-sportlichen Aktivität auch eine Gewichtsreduktion mit Ernährungsumstellung stattfinden.
Rheumatoide Arthritis	▶ Bei schweren extraartikulären Manifestationen wie Perikarditis (Herzbeutelentzündung) und Pleuritis (Rippenfellentzündung) ist körperliche Aktivität nicht ratsam. ▶ Nach Gelenkoperationen sollte das (Kraft-)Training überwacht und zunächst mit geringen Gewichten gearbeitet werden. ▶ Bei rheumatoider Arthritis am Hals ist bei Übungen, die den Hals betreffen, äußerst vorsichtig vorzugehen; zudem sollte das Training überwacht und individuell angepasst werden.

Name	Kontraindikationen
Osteoporose	▸ Das Sturzrisiko bei körperlichen Aktivitäten sollte möglichst gering gehalten werden. ▸ Bei Osteoporose mit pathologischer Fraktur wird körperliche Aktivität erst nach der Akutphase empfohlen; dabei sind Rumpfhebe- und -beugeübungen zu vermeiden. ▸ Bei Personen mit hohem Frakturrisiko sind Rumpfbeugungen zu vermeiden. ▸ Bei Personen mit Herzinsuffizienz muss, insbesondere bei Bewegungsübungen im Wasser, eine kardiale Überbelastung unbedingt vermieden werden.
Rückenschmerzen	▸ Absolute Kontraindikationen für die Ausführung körperlicher Aktivität sind frische Frakturen sowie Tumore oder Infektionen im Bereich des Rückens. ▸ Spondylolisthesis (Wirbelgleiten) ist nicht kontraindiziert, kann aber Modifikationen des Trainingsprogramms erfordern. ▸ Ein Bandscheibenvorfall ohne Nervenwurzelreizung gilt nicht als Kontraindikation und sollte wie unspezifischer Rückenschmerz behandelt werden. ▸ Bei einem Bandscheibenvorfall mit Nervenwurzelreizung wird moderate körperliche Aktivität empfohlen, sofern diese nicht zu einer Verschlimmerung der Schmerzen führt. Von einem intensiven Training wird abgeraten.

3 Fallbeispiele und Checkliste

In dem folgenden Kapitel haben Sie die Möglichkeit, sich anhand von typischen Fallbeispielen und den häufigsten Symptomen einzuordnen und für sich selbst eine Abgrenzung finden. Dadurch haben Sie einen direkteren Bezug zu Ihrer Erkrankung.

Die hier abgebildeten Fallbeispiele stellen nur die häufigsten Erkrankungen mit den typischsten Symptomen dar; es kann sein, dass sich Ihre Erkrankung von den hier abgebildeten Fallbeispielen unterscheidet. Das ist nicht weiter schlimm. Trotzdem können Ihnen die Fallbeispiele sicher helfen.

3.1 Fallbeispiele

Fallbeispiel 1

Hannelore ist 75 Jahre alt. Ihr geht es aktuell nicht sehr gut, da sie starke Schmerzen an den Fingern und Füßen hat. Diese schwellen teilweise an und sind dick. Die Beschwerden sind vor allem nachts und morgens am ausgeprägtesten, so dass sie aufgrund der Beschwerden aufwacht. Sie hat am Morgen beim Aufwachen eine Steifigkeit der Gelenke, die teilweise mehrere Stunden dauert und sich nur langsam über den Tag bessert. Alltagsbewegungen sind nur begrenzt möglich. Früher war sie sehr aktiv, aber nun schafft sie es nicht mehr, regelmäßig zu ihrer Frauengruppe in den Verein zu gehen, weil ihr das zu anstrengend ist. Sie kommt zwar gerade noch allein zurecht, aber es ist alles sehr mühsam und zeitintensiv.

Hannelore leidet an Rheumatoider Arthritis.

Fallbeispiel 2

Heribert ist 62 Jahre alt und leidet an Rückenschmerzen. Er hat einen körperlich belastenden Beruf als Monteur und hat ein Leben lang viel geschafft. Die Beschwerden nehmen vor allem tagsüber bei Belastung zu und bessern sich abends, wenn er wieder zur Ruhe kommt. Auch Wärme wie der Kachelofen zuhause tut ihm gut. Über die Nacht nehmen die Schmerzen meist ab und morgens hat er kaum Beschwerden. Nur eine Steifigkeit ist morgens vorhanden sowie ein Anlaufschmerz. Diese verschwinden jedoch nach 5–10 Minuten wieder. Seit einiger Zeit ist es etwas besser, weil er Medikamente gegen die Schmerzen nimmt. Ganz weg sind die Rückenschmerzen jedoch nicht. Alltagsbewegungen bekommt er nun sehr gut hin; wenn er sich jedoch etwas mehr bewegen und Sport machen möchte, ist es sehr schmerzhaft. Heribert hat sich nun angewöhnt, direkt nach dem Aufstehen für ca. 5–10 Minuten leichte Übungen zu machen, die ihm sein/e Physiotherapeut/in empfohlen hat. Er hofft nun, die letzten drei Jahre bis zu seiner Rente damit zurechtzukommen, danach will er sich gerne in einem Fitnessstudio anmelden.

Heribert hat eine Arthrose an der Wirbelsäule.

Fallbeispiel 3

Jessica ist 25 Jahre alt und hat ab und zu sehr starke Schmerzen in Bereich des Beckens und der unteren Wirbelsäule. Diese halten dann für ein paar Tage stark an und sind vor allem nachts und in den frühen Morgenstunden vorhanden. Sie hat eine deutliche Steifigkeit im Rücken, die morgens ein paar Stunden anhält und tagsüber besser wird. Mal ist sie symptomfrei, mal ist es so arg, dass sie es kaum schafft aus dem Haus zu gehen. In ihren schmerzfreien Schüben ist sie aber sehr aktiv und geht zweimal pro Woche ihrer sportlichen Leidenschaft – dem Tanzen – nach. Wenn jedoch die Schmerzphase eintritt, ist Bewegung kaum möglich, manchmal muss sie sich sogar für 2–3 Tage krankschreiben lassen.

Die Ärzt/innen vermuten die rheumatische Erkrankung Morbus Bechterew.

Fallbeispiel 4

Peter ist 53 Jahre alt und hat Schmerzen in den Knien. Diese sind sehr diffus, sind aber meist nur nach Belastung vorhanden und bessern sich nach körperlicher Ruhe. Die Beschwerden sind aber nicht dauerhaft vorhanden, sondern nur ab und zu. Er spürt die Schmerzen nachts nicht und kann gut schlafen. Morgens braucht er ein paar Schritte zum Anlaufen. Auch geht er gerne ins Thermalbad, weil ihm die Wärme gut tut. Eine Röntgenanalyse beim Arzt hat gezeigt, dass der Knorpel am Knie fast nicht mehr da ist.

Peter hat eine Arthrose am Knie.

Fallbeispiel 5

Corinna ist 35 Jahre alt und hat Beschwerden am gesamten Körper mit wechselhaftem Charakter. Sie kann gar nicht beschreiben, wann die Schmerzen auftreten, denn ein Muster kann sie nicht erkennen. Sie hat zwei Kinder im Alter von 2 und 4 Jahren, um die sie sich kümmern muss, nebenbei arbeitet sie noch halbtags in einem Steuerbüro und versorgt noch ihre demenzkranke Mutter, die noch zuhause in der Nachbarwohnung wohnt. Sie fühlt sich in letzter Zeit ausgebrannt und abgeschlagen, ihr Mann hat ebenfalls einen anspruchsvollen Job und kann ihr nicht unter die Arme greifen. Sie kann in letzter Zeit kaum mehr nachts schlafen, zeitweise rast ihr Herzschlag und sie hat Anzeichen für Verstopfung und auch Durchfall bezüglich ihres Stuhlganges. Sie ist niedergeschlagen und fühlt sich beginnend depressiv. Sie war bereits mehrere Male beim Arzt, dieser konnte keine Befunde im Blut oder woanders finden.

Corinna hat ein Fibromyalgiesyndrom.

3.2 Checkliste

Die folgende Checkliste dient als Orientierungshilfe, auf welchem Funktions- und Aktivitätsniveau Sie sich befinden. Im praktischen Teil finden Sie entsprechend Ihrer empfohlenen Aktivitätsstufe unterschiedliche Bewegungsempfehlungen und Übungen.

Bitte kreuzen Sie alle Angaben an, die auf Ihre aktuelle Situation zutreffen.

In welcher Krankheitsphase (Entzündungsphase) befinden Sie sich?

Akute Phase:	starke Schmerzen, starke Bewegungseinschränkungen	0
Sub-akute Phase:	immer noch Schmerzen, durch Medikamente reduziert, Alltagsbewegung teilweise wieder möglich	1
Remissionsphase:	keine Beschwerden mehr	2

Wie sind Ihre Schmerzen?

Schmerzen bei Ruhe oder in der Nacht	0
Schmerzen bei Bewegung	1
Keine Schmerzen	2

Ist Ihre Gelenkbeweglichkeit eingeschränkt?

Steifigkeit den ganzen Tag mit starker Bewegungseinschränkung	0
Morgensteifigkeit	1
Keine eingeschränkte Beweglichkeit	2

Wie ist Ihre Sportliche Aktivität?

Kein Sport – wenig Bewegung im Alltag	0
Kein Sport – regelmäßige Bewegung im Alltag	1
Regelmäßiger Sport	2

Auswertung

Punkteanzahl: Bitte zählen Sie nun Ihre Punkte zusammen und lesen den auf Sie zutreffenden Auswertungstext.

0 – 2 Punkte KATEGORIE A

Sie haben aktuell starke Einschränkungen. Es ist ratsam, hier zunächst nur die Bewegungen durchzuführen, die bis zur Schmerzstufe 5–6 von 10 machbar sind. Auf jeden Fall sollten Sie sich so gut es geht bewegen – Ruhe und „nichts tun" verschlimmern die Beschwerden nur. In der Regel gehen die Symptome nach ein paar Tagen, oder nachdem Ihre Medikamente wirken, etwas zurück, sodass sie dann auch bald wieder aktiver sein können. In der Zwischenzeit empfehlen wir Ihnen das Kapitel 4 – Was kann ich tun?

3 – 4 Punkte KATEGORIE B

Sie haben aktuell noch mittlere Einschränkungen in Ihren Gelenken und in Ihrer Bewegung. Sie können alle Aktivitäten durchführen, die für Sie ohne große Schmerzen machbar sind. Insbesondere empfehlen wir Ihnen das Kapitel 5 – Basisübungen für den Alltag.

5 – 6 Punkte KATEGORIE C

Sie haben aktuell nur leichte Einschränkungen. Sie sind also optimal für körperlich-sportliche Aktivitäten gerüstet. Insbesondere empfehlen wir Ihnen das Kapitel 6 – Aufbauübungen für Rheumapatienen. Auch in Kapitel 7 finden Sie Hinweise zu Sportarten für Rheumapatienten und deren Anpassungen. Vielleicht ist da etwas für Sie dabei? Achten Sie jedoch darauf, nur gelenkschonende Aktivitäten durchzuführen und sich nur bis zur Schmerzgrenze zu bewegen.

7 – 8 Punkte KATEGORIE D

Sie haben aktuell so gut wie keine Einschränkungen, d. h. sie sind voll einsatzfähig. In Kapitel 6 und 7 finden Sie Aufbauübungen für Rheumapatienten zur Mobilisation, Koordination, Ausdauer, Kräftigung und Dehnung mit einem Trainingsplan zum „selbst organisieren" und die Vorstellung verschiedener Sportarten und deren Anpassungen. Achten Sie jedoch darauf, sich nicht zu überanstrengen und immer auf Ihren Körper zu hören.

4 Was kann ich tun?

4.1 Selbsthilfe und Organisationsformen der Rheuma-Liga

Begriffsdefinition „Selbsthilfe"

Der Begriff der Selbsthilfe umfasst grundsätzlich jede Form der selbstständigen Problemlösung, die ohne Hilfe von außen erfolgt. Dagegen steht die Fremdhilfe, die im medizinischen Bereich in der Regel durch Professionelle, d. h. Ärzt/innen, Pfleger/innen, Physiotherapeut/innen, Psycholog/innen etc. erbracht wird. Von Selbsthilfe in Gruppen spricht man, wenn sich mehrere Betroffene zusammenfinden, um sich gegenseitig zu helfen oder gemeinsam eine Problemlösung zu erreichen. Bei kranken oder behinderten Menschen spricht man von gesundheitsbezogener Selbsthilfe.

Die gesundheitsbezogene Selbsthilfe entwickelte sich in Deutschland verstärkt nach dem Ende des Zweiten Weltkrieges. Vorläufer der heutigen Selbsthilfebewegungen waren die Zusammenschlüsse alkoholkranker Menschen in den 30er Jahren in den USA. Zuerst entstanden vor allem behinderungsbezogene Selbsthilfezusammenschlüsse. Heute sind deutlich mehr Verbände im Bereich chronischer Erkrankungen tätig.

4.2 Selbsthilfeorganisationen

Bundesweit sind ca. 20 Millionen Menschen von Rheuma betroffen. Für die Betroffenen gibt es unterschiedliche Organisationsformen, bei denen Hilfestellungen und Informationen eingeholt werden können.

Die größte Organisation der gesundheitsbezogenen Selbsthilfe in Deutschland ist der Deutsche Rheuma-Liga Bundesverband e. V. mit 16 Landesverbänden und rund

280 000 Mitgliedern. Dazu gibt es noch drei indikationsspezifische Mitgliedsverbände für Morbus Bechterew-, Lupus erythematodes- und Sklerodermie-Betroffene. Der Rheuma-Liga Bundesverband wurde 1970 von engagierten Ärzt/innen und Journalist/innen gegründet, um den desolaten Versorgungszustand von rheumaerkrankten Patient/innen zu verbessern. Inzwischen ist sie der größte Selbsthilfeverband im Gesundheitsbereich. Viele tausende Ehrenamtliche – oft mit eigenen Rheuma-Erfahrungen – halten die Strukturen zusammen und vertreten so die Interessen rheumaerkrankter Menschen.

Die Ziele der Rheuma-Liga sind (Rheuma-Liga Bundesverband):

- Für die Betroffenen Zugang zu Hilfs- und Unterstützungsangeboten bereitzustellen,
- Sich in der Bewältigung der Krankheit und ihrer Folgen gegenseitig zu unterstützen,
- Die Situation rheumaerkrankter Menschen in allen Lebensbereichen zu verbessern,
- (Folge)-Krankheiten des rheumatischen Formenkreises nach Möglichkeit zu reduzieren,

Hierbei versteht sich die Rheuma-Liga als Hilfsangebot für rheumaerkrankte Menschen und deren Sprachrohr und Interessenvertretung in der Politik, Öffentlichkeitsarbeit und Selbstverwaltung. Hierbei dreht es sich vor allem um die Wahrnehmung der Beteiligungsrechte in der Gesundheits- und Sozialpolitik, aber auch um die Erweiterung der individuellen und kollektiven Patient/innenrechte. Es geht außerdem um Informationen über die Erkrankungen und deren Auswirkungen, das Engagement in der Prävention und die Kooperation der Landes- und Mitgliederverbände (Rheuma-Liga Bundesverband). Dabei wird der Selbsthilfe ein sehr großer Stellenwert eingeräumt, was sich auch in den Strukturen zeigt. Die Rheuma-Liga wird hauptsächlich durch ehrenamtliche Personen getragen, welche von hauptamtlichen Personen unterstützt werden.

Die Lobbyarbeit in Politik und Gesellschaft gewinnt zunehmend an Bedeutung. Darüber hinaus sind auch praktische Ergänzungen und Verbesserungen des medizinischen und psychosozialen Versorgungssystems das Ziel von Selbsthilfeorganisationen. Eng verbunden mit dieser Thematik ist die ökonomische Bedeutung der Selbsthilfe. Hier sind vor allem die Verringerung von Arbeitsunfähigkeitstagen, weniger Inanspruchnahme von medizinischen und psychosozialen Leistungen durch die Teilnahme an Aktivitäten der Selbsthilfe und nicht zuletzt die unentgeltliche Arbeit der zahlreichen ehrenamtlichen Menschen in der Selbsthilfe zu erwähnen.

4.3 Selbsthilfe vor Ort

Die Selbsthilfe vor Ort bietet ein umfangreiches Netzwerk aus Selbsthilfegruppen und Organisationen mit unterschiedlichen Ansprechpartner/innen und Kontakten. So können durch eigenes Erfahrungswissen und auch Fachwissen individuelle und gemeinschaftliche Handlungsformen gefunden werden, um ein gesundheitliches oder soziales Problem mit Betroffenen und Übungsleiter/innen lösen zu können. Dadurch kommt es zu einer besseren Bewältigung des Erkrankungsproblems, der Erweiterung der allgemeinen Kompetenz, der Verbesserung der Compliance als ein/e „informierte/r Patient/in“, das Auffangen psychosozialer Begleitprobleme und auch mehr Motivation für die Alltagsbewältigung. Das alles ist nur durch eine gute Netzwerkarbeit, bestehend aus vielen verschiedenen Akteuren, Fachleuten, Institutionen, Stiftungen, Gesellschaften und Einrichtungen möglich (Rheuma-Liga Baden-Württemberg).

Im Bereich der Selbsthilfe vor Ort (in den Gemeinden, in der Region, im Bundesland) sind in den letzten Jahrzehnten mehrere Dienstleistungen für chronisch Rheumakranke entstanden, wie z. B. Funktionstraining (Gymnastik in Gruppen) und Aqua-Cycling.

Die Wirkungen der Selbsthilfegruppen vor Ort sind mittlerweile gut belegt. Jedoch fehlt es sowohl an streng wissenschaftlichen Untersuchungen mit Kontrollgruppen als auch an wissenschaftlichen Aussagen darüber, wie sich die Selbsthilfeaktivitäten regional im Zeitverlauf unterscheiden.

Die Selbsthilfe kann viele positive Wirkungen erzielen, wie z. B.:

- Bessere Bewältigung von Krankheit/Behinderung
- Erweiterung der allgemeinen Kompetenzen z. B. Steigerung des Selbstwertgefühls
- Soziale Aktivierung
- Verbesserung der Partnerbeziehungen
- Verbesserung des primären sozialen Netzwerkes insgesamt
- Gezielte Inanspruchnahme professioneller Versorgung

Welche Wirkungen die Selbsthilfeorganisationen haben, ist bisher so gut wie gar nicht untersucht. Der politische Einfluss ist ungewiss, ebenso der auf das Meinungsbild der Öffentlichkeit. Die Hauptfunktion der Selbsthilfegruppen ist die Weitergabe von Informationen, die von vielen Ortsgruppen sehr umfangreich genutzt wird.

Eine frühere Studie von Borgetto hat ergeben, dass Selbsthilfe – z. B. durch Informationen zur Erkrankung, therapeutische Selbsthilfegruppen, Gesprächsgruppen etc. – einen großen Beitrag zur medizinischen Versorgung leistet (Borgetto & Kolba, 2008).

Die Untersuchung von Borgetto und Kolba (2008) lieferte erstmals Belege für die Wirkung der Selbsthilfe im rheumatischen Formenkreis und zeigt gleichzeitig eine hohe Akzeptanz der professionellen Behandler.

Im Bereich der Selbsthilfe ist es wichtig zu wissen, dass diese nur funktioniert, wenn sie durch Ehrenamtliche – seien es Betroffene selbst oder Angehörige von Betroffenen – getragen wird. Ohne das Engagement dieser Menschen kann keine flächendeckende Versorgung und Betreuung erfolgen. Jeder dieser Menschen trägt ein Puzzlestück zum Gelingen des Ganzen bei. Trotz mancher Hürden steht das gemeinsame Ziel aller Beteiligten, die Versorgung, Beratung und Aufklärung rheumakranker Menschen sowie deren Angehörigen gemäß dem Motto „Beratung, Bewegung und Begegnung" immer im Vordergrund. Ein Ehrenamt ist spannend, der Weg ist mit Herausforderungen aber auch mit vielen dankbaren Menschen gesäumt, denen geholfen werden kann.

4.4 Bewegungsangebote und Funktionstraining der Rheuma-Liga

Die Rheuma-Liga bietet folgende Angebote an (Rheuma-Liga Bundesverband):

- *Beratung:* sozialrechtliche Beratung, Betreuung von Schwerstbetroffenen, Gesprächsgruppen, Treffen junger Rheumatiker/innen und diverse Freizeitangebote
- *Kampagnen und Aktionen:* zur Aufklärungsarbeit wie z. B. „Aktionsplan Rheuma"
- *Bewegungsangebote:* angepasst an die Krankheit, Funktionstraining, physiotherapeutische Behandlung, ergotherapeutische Behandlung
- *Information*
  - Ratsuchenden steht eine breite Auswahl verständlicher und umfassender Informationsbroschüren und Kurzinfos zur Verfügung
  - Newsletter „aktiv" informiert Betroffene und Interessierte über aktuelle Projekte, Stellungnahmen und Initiativen
  - Mitgliederzeitschrift „mobil" erscheint alle zwei Monate
  - Internet: www.rheuma-liga.de

- *Begegnungsmöglichkeiten:* z. B. „Welt-Rheuma-Tag“ in Deutschland
- *Seminare und Schulungen* zur Stärkung der Kompetenzen der Betroffenen z. B. Schmerzbewältigungskurse

In jedem der 16 Landes- und Mitgliedsverbände und dem Rheuma-Liga Bundesverband können Sie sich beraten lassen und erhalten Informationen speziell für Sie.

Die Bewegungsangebote der Rheuma-Liga gliedern sich in folgende Bereiche auf:

- Funktionstraining mit Trocken- und Wassergymnastik
- Erweitertes Training, z. B. (Nordic) Walking, Aqua Cycling etc.

Alle Bewegungsangebote werden durch die örtlichen Arbeitsgemeinschaften, die den Landesverbänden der Deutschen Rheuma-Liga angehören oder durch andere Selbsthilfegruppen betrieben, z. B. der Selbsthilfegruppe des Bundesselbsthilfeverbandes für Osteoporose. In der Regel sind dies Gruppenangebote mit maximal 15 Teilnehmenden, die von einem/einer qualifizierten Kursleiter/in angeleitet werden.

Funktionstraining kommt für Behinderte und von Behinderung bedrohte Menschen in Betracht, um sie unter Beachtung der spezifischen Aufgaben des jeweiligen Rehabilitationsträgers möglichst auf Dauer in die Gesellschaft und das Arbeitsleben einzugliedern. Dazu gehören auch chronisch kranke Menschen, bei denen eine Beeinträchtigung am Leben in der Gesellschaft noch nicht eingetreten, aber zu erwarten ist (BAR, 2022, S. 11). In der „Rahmenvereinbarung über den Rehabilitationssport und das Funktionstraining“ vom 01. Januar 2022 und dem Regelwerk der Bundesarbeitsgemeinschaft für Rehabilitation (BAR) werden die Regelungen zur Abrechnung und Durchführung des Funktionstrainings festgelegt.

Die Rheumakranken können auf Verordnung eines Arztes/einer Ärztin an diesem Angebot der Rheuma-Liga teilnehmen. In den ersten Jahren wurde dies von den Krankenkassen bezuschusst; heute ist es eine Pflichtleistung der Krankenkassen.

Insgesamt kann das Funktionstraining für sechs Monate bewilligt und ggf. um weitere sechs Monate erweitert werden. Länger als sechs Monate ist nur möglich, wenn dieses aus medizinischer Sicht erforderlich ist. Bewilligt werden kann dies von der gesetzlichen Renten-, Unfall- oder auch Krankenversicherung.

Da Bewegung für jeden rheumakranken Menschen elementar wichtig ist, hat sich die Funktionsgymnastik zum wichtigsten Angebot innerhalb der Rheuma-Liga entwickelt.

Die Ziele des Funktionstrainings sind der Erhalt und die Verbesserung der Funktion, das Hinauszögern von Funktionsverlusten einzelner Organsysteme/Körperteile, die Schmerzlinderung, die Bewegungsverbesserung, die Unterstützung bei der Krankheitsbewältigung und die Hilfe zur Selbsthilfe. Es beinhaltet bewegungstherapeutische Übungen in Gruppen mit fachkundiger Anleitung, die regelmäßig in festen Gruppen stattfinden und dadurch gruppendynamische Prozesse fördern, den Erfahrungsaustausch unterstützen und somit auch den Selbsthilfegedanken stärken. Wichtig sind auch Gelenkschutzmaßnahmen und das Einüben vom Gebrauch technischer Hilfen zur Alltagsbewältigung (BAR, 2022, S. 12). Es werden zwei Funktionstrainingsarten unterschieden: Trockengymnastik und Wassergymnastik.

Ergänzend werden weitere bewegungstherapeutische Aktivitäten durch die Selbsthilfe angeboten, die jeweils an die einzelnen Fähigkeiten angepasst werden müssen. Dies können z. B. Nordic Walking und Walking, aber auch Aqua Cycling oder sonstige Aktivitäten sein (siehe auch Kapitel 6 und 7).

In Kapitel 9 finden Sie die Adressen aller Landes- und Mitgliedsverbände der Deutschen Rheuma-Liga.

5 Basisübungen für den Alltag

5.1 Verhaltensregeln und Prinzipien für den/die Rheumapatient/in

Bewegung und Sport sind in der Therapie und der Behandlung von Patient/innen mit rheumatischen Erkrankungen unerlässlich. Der Krankheitsverlauf und die Ausprägung der Krankheit kann dadurch positiv beeinflusst werden.

Einige der Übungen lassen sich problemlos in den Alltag einbauen und sind für jede/n möglich! Stellen Sie sich zum Beispiel beim Zähneputzen mal auf die Zehenspitzen oder Fersen – vielleicht schaffen Sie es sogar, dabei nur auf einem Bein zu stehen?

Oder Sie spannen beim Sitzen die Oberschenkel und die Gesäßmuskulatur an? Oder Sie trainieren im Stehen beim Warten in der Schlange Ihren Beckenboden? Oder Sie verbessern beim Treppensteigen Ihre Koordination und Ihre Ausdauer?

Welche speziellen Hinweise für körperliche Aktivität und Sport bei Rheuma gibt es?

Durch Gespräche mit Rheumapatient/innen und Workshops mit Übungsleiter/innen der Rheuma-Liga wurden folgende Punkte zusammengetragen, wie Übungen für Einzelpersonen und auch Gruppen spezifisch für Rheuma-Patient/innen angepasst werden können. Diese Anpassungen gelten für alle vorgeschlagenen Übungen:

- Hilfsmittel zulassen
- Sprungübungen und Erschütterungen vermeiden
- Keine extremen Bewegungen der Gelenke, vor allem keine intensiven Rotationen
- Langsam und bewusst mit Atemübungen
- Intensität sanft steigern
- Schnelle Richtungs- und Tempowechsel vermeiden

- Dafür sorgen, dass es einem bei der Übung gut geht
- Varianten zulassen, anbieten und besprechen
- Möglichst Bewegungen mit einem rhythmischen Bewegungsablauf durchführen
- „Sage mir, was dir guttut!"
- Seine eigenen Handicaps kennen und die Übung entsprechend anpassen
- Immer in sanfter Bewegung bleiben
- Langes Stehen vermeiden
- Bei Gruppen: Auf ALLE Rücksicht nehmen, WIR sind eine Gruppe
- Bewegungen in Zeitlupe durchführen
- Bewegung immer an die aktuelle Situation anpassen
- Sozialkontakt ist wichtig

Um Ihre individuelle Belastung zu bestimmen, tasten Sie sich bitte langsam an die sportliche Aktivität heran und beobachten Sie v. a., wie es Ihnen am nächsten Tag geht. Haben Sie Schmerzen, sind die Gelenke geschwollen oder sind Sie allgemein sehr erschöpft und halten diese Symptome länger als zwei Tage an, dann war die Belastung zu hoch. Erholen Sie sich zunächst und tasten Sie sich dann langsam mit weniger Belastung/Gewichten an die Sportart heran.

Wie kann ich das Training gestalten?

Zur Gestaltung des Trainings lassen sich insbesondere folgende Empfehlungen geben:

- Reize möglichst angepasst setzen, nicht zu einfach, aber auch nicht zu schwer
- Kontinuierlich die Belastungen steigern
- Übungen immer an das aktuelle Können und die aktuelle Situation anpassen
- Auf ausreichende Pausen achten
- Dranbleiben und kontinuierlich mehrmals in der Woche aktiv sein
- Übungen variieren, nicht immer dasselbe machen. Variationen und leichte Änderungen motivieren mehr
- Nicht nur die Ausdauer, sondern auch die Kraft, Beweglichkeit und Koordination trainieren

Wie intensiv sollte die Übung sein?

Bei jeder sportlichen Aktivität ist es von großer Wichtigkeit, dass man sich dabei wohl fühlt und die Belastungen richtig dosiert sind. Dafür eignen sich zwei Maßnahmen, die subjektive Beurteilung nach der Borg-Skala oder die Ermittlung des Trainingspulses mit der Herzfrequenz:

1. Subjektive Beurteilung nach der Borg-Skala

Um die individuell richtige Belastungsdosierung zu finden, eignet sich die sogenannte BORG-Skala. Diese Skala ermöglicht es, die individuelle Anstrengung erfassen zu können, um Über- oder Unterforderungen zu vermeiden. Die Werte auf der Skala reichen von 6 („überhaupt keine Anstrengung") bis 20 („größtmögliche Anstrengung").

Bei der körperlich-sportlichen Aktivität sollte die Belastung moderat sein, d. h. die Anstrengung sollte als „leicht" bis „etwas schwer" eingeschätzt werden. Der optimale Trainingsbereich liegt zwischen 11 bis 14. Dabei ist es wichtig sein persönliches Anstrengungsempfinden als Maßstab zu nehmen. Vereinfacht gesagt, sollte die Anstrengung etwas erhöht sein und man etwas aus der Puste kommen.

Tab. 4: Borg-Skala (nach Borg, 1970; mod. von Dickhuth & Löllgen, 1996)

Skalenwert	Anstrengungsgrad
6	Überhaupt keine Anstrengung
7	Extrem leicht
8	
9	Sehr leicht
10	
11	Leicht
12	OPTIMALER TRAININGSBEREICH
13	Etwas Schwer
14	
15	Schwer
16	
17	Sehr schwer
18	
19	Extrem schwer
20	Größtmögliche Anstrengung

2. Ermittlung des Trainingspulses

Ein weiteres wichtiges Belastungskriterium für das Ausdauertraining ist die Herzfrequenz. Diese kann entweder manuell am Handgelenk oder an der Halsschlagader gemessen werden. Für präzisere Messungen der Herzfrequenz eignen sich elektronische Messungen mittels einer Pulsmessuhr.

Der Puls beträgt in Ruhe etwa 60–80 Schläge pro Minute und bei moderater Anstrengung etwa 120–140 Schläge pro Minute.

Durch die Ermittlung des individuellen Trainingspulses, also dem Pulswert, den man während des Trainings erreichen sollte, kann das Training optimal an seine Leistungsfähigkeit angepasst und die besten Wirkungen erzielt werden. Die einfachste Formel zur Berechnung lautet:

Trainingspuls = 180 minus Lebensalter
z. B. 130 Schläge/min bei einem/einer 50-Jährigen.

Damit erhält man einen groben Richtwert für seinen Trainingspuls.

Es gibt auch genauere und etwas kompliziertere Formeln, eine der einfacheren ist diese hier:

Trainingspuls= (Maximale Herzfrequenz – Ruhepuls) / 0,6 + Ruhepuls

Der Ruhepuls wird hierbei direkt morgens vor dem Aufstehen noch im Bett gemessen und als Wert verwendet, für die maximale Herzfrequenz kann 220 minus Lebensalter gerechnet werden.

Die Herzfrequenz hängt von vielen Faktoren ab, vom Alter, vom Geschlecht, aber auch von Medikamenten. Gerade deshalb ist die subjektive Einschätzung in Verbindung mit der Messung der Herzfrequenz eine erste Orientierung. Wenn Messung und subjektive Einschätzung auseinanderliegen, ist es immer sinnvoll, den Rat eines Expert/in, Arzt/Ärztin oder Sportwissenschaftler/in, heranzuziehen.

In den folgenden Unterkapitel haben wir Ihnen Basisübungen für den Alltag zusammengestellt. Diese teilen sich auf in Basisübungen in der Akutphase, wo es hauptsächlich um die Schmerzlinderung und Mobilisierung geht, und in Basisübungen nach der Akutphase, die der sanften Kräftigung, Mobilisierung und Schmerzlinderung direkt in der Alltagssituation dienen.

5.2 Basisübungen in der Akutphase

Die folgenden Übungen sind für alle möglich und können zu Hause mit wenigen Hilfsmitteln durchgeführt werden. Sie dienen insbesondere der Schmerzlinderung, aber auch der sanften Mobilisierung und Muskelaktivierung.

Die Übungen zur Schmerzlinderung können überall, jeden Tag und zu jeder Zeit (auch in Schmerzsituationen) durchgeführt werden. Unterstützend können Sie sich von Ihrem/Ihrer Orthopäd/in oder Hausarzt/Hausärztin physikalische Therapie oder Physiotherapie verordnen lassen. Der/die Physiotherapeut/in hilft Ihnen, Schmerzen zu lindern und die Beweglichkeit zu verbessern.

Die Atemübung aus Kapitel 6.5 Entspannungs- und Dehnübungen hat ebenfalls einen positiven Effekt auf die Schmerzlinderung und kann problemlos in der Akutphase durchgeführt werden (siehe S. 103).

In Kapitel 6.5 werden weitere Dehnübungen gezeigt, die bei abklingender Akutphase zur Schmerzlinderung sinnvoll sein können. Sobald die Schmerzen und Entzündungen weniger werden, können Sie folgende Übungen versuchen:

Dehnung der Schulter-Nacken-Muskulatur (S. 95), der Waden (S. 96) sowie der Oberschenkelrückseite (S. 97) sowie der Entspannung in Rückenlage (S. 101) und vielen weiteren dort beschriebenen Übungen. Beachten Sie stets, dass Sie mit einer äußerst sanften Dehnspannung beginnen.

In der Akutphase 1: Pendelübung Knie

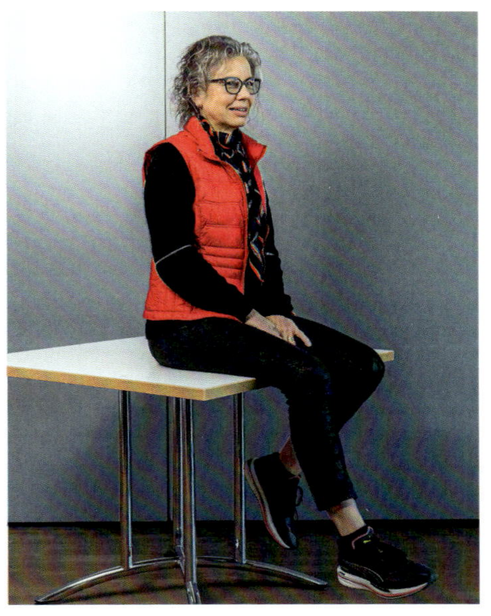

Bild 1a: Kniependeln vor-zurück (Variante 1)

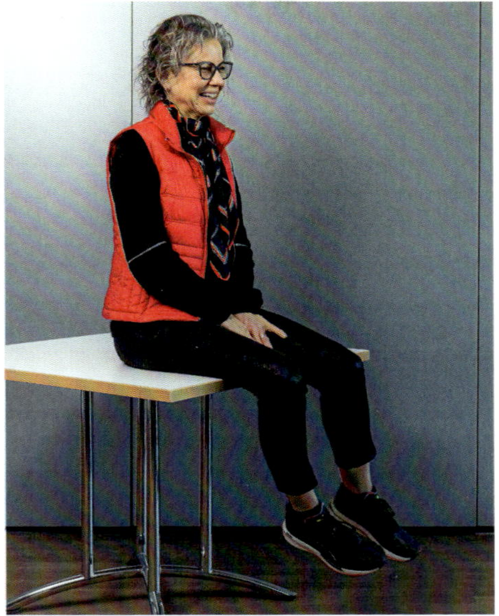

Bild 1b: Kniependeln seitlich (Variante 2)

Geeignet für	Alle – insbesondere bei Schmerzen in den Kniegelenken und Beinen.
Kontraindikationen	Keine
Trainierte Muskeln	Mobilisierung der Muskulatur der Kniegelenke und Schmerzlinderung in den Beinen.
Übungsbeschreibung	Setzen Sie sich auf einen hohen Stuhl oder stabilen Tisch. Gerne können Sie auch ein Kissen unterlegen. Die Kniekehlen sollen genug Abstand von der Kante haben, um freie Bewegungen zu ermöglichen. 1a: Lassen Sie die Beine völlig entspannt vor- und zurückpendeln. 1b: Im Anschluss lassen Sie die Beine nach rechts und links pendeln.
Wiederholungen	Wiederholen Sie beide Varianten 20-mal. Führen Sie 2–3 Durchgänge aus.
Variation	Sie können das Pendeln mit den Beinen parallel oder gegengleich ausführen. Versuchen Sie die Kniegelenke sanft kreisen zu lassen. Die Übungen können auch einbeinig durchgeführt werden.

In der Akutphase 2: Pendelübung Schulter

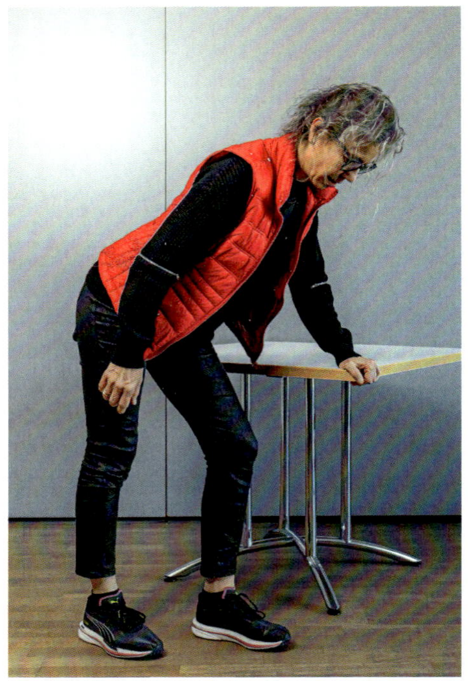

Bild 2a: Arm vorne

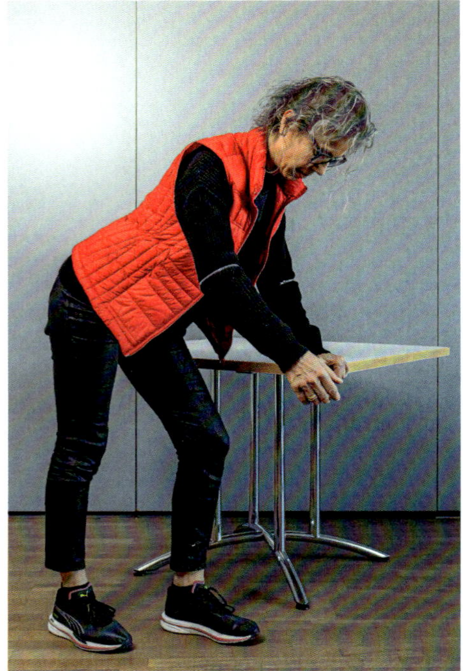

Bild 2b: Arm hinten

Geeignet für	Alle – insbesondere bei Schmerzen in den Schultergelenken und Armen.
Kontraindikationen	Keine
Trainierte Muskeln	Mobilisierung der Muskulatur der Schultergelenke, Schmerzlinderung in den Armen.
Übungsbeschreibung	Stützen Sie sich an einem Tisch oder Stuhl ab. Lassen Sie den freien Arm völlig entspannt vor und zurück pendeln. Fangen Sie mit kleinen Bewegungen an, und vergrößern Sie das Bewegungsausmaß, soweit wie es für Sie angenehm ist. Achten Sie dabei auch auf eine ausreichende Bewegung des Armes nach vorne, aber auch nach hinten.
Wiederholungen	Wiederholen Sie die Übung 20-mal mit jedem Arm. Führen Sie 2–3 Durchgänge aus.
Variation	Sie können das Pendeln mit dem Arm nach rechts und links ausführen. Oder versuchen Sie den Arm kreisen zu lassen. Zur Intensivierung können Sie ein kleines Gewicht in der Hand halten.

In der Akutphase 3: Pendelübung Hüfte

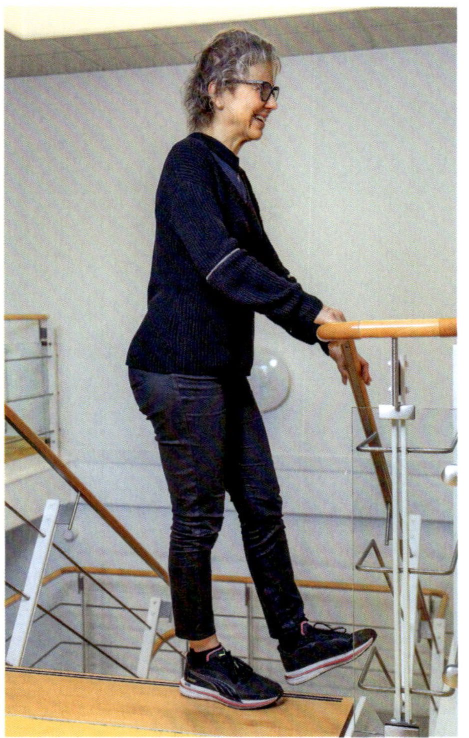

Bild 3 a: Bein vorne

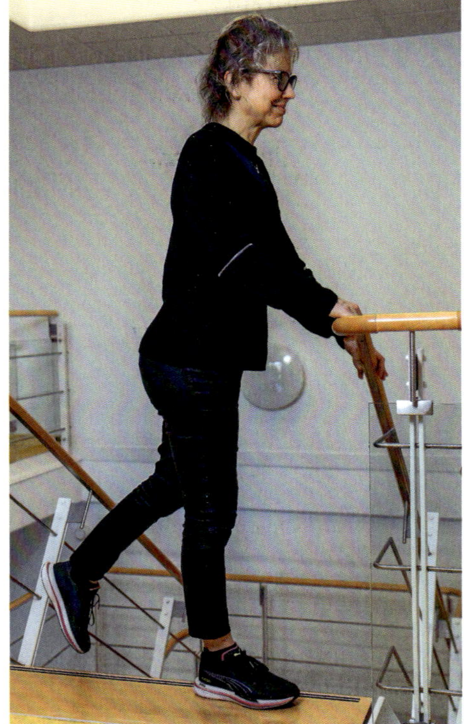

Bild 3 b: Bein hinten

Geeignet für	Alle – insbesondere bei Schmerzen in den Hüftgelenken und Beinen.
Kontraindikationen	Bei starken Schmerzen in einem Hüftgelenk sollten Sie diese Seite nur zum Pendeln (nicht als Standbein) benutzen.
Trainierte Muskeln	Mobilisierung der Muskulatur des Hüftgelenkes und Schmerzlinderung im Hüftgelenk.
Übungsbeschreibung	Stellen Sie sich seitlich auf eine Stufe oder eine andere Erhöhung. Halten Sie sich gegebenenfalls am Geländer fest. Das Bein der betroffenen Seite hängt locker, seitlich herab. Lassen Sie nun das Bein sanft nach vorne und hinten schwingen.
Wiederholungen	Pendeln Sie 20-mal. Bei Bedarf auf beiden Seiten. Führen Sie 2–3 Durchgänge aus.
Variation	Befestigen Sie eine Gewichtsmanschette (1–2 kg) am Sprunggelenk des pendelnden Beines.

In der Akutphase 4: Handtuch greifen

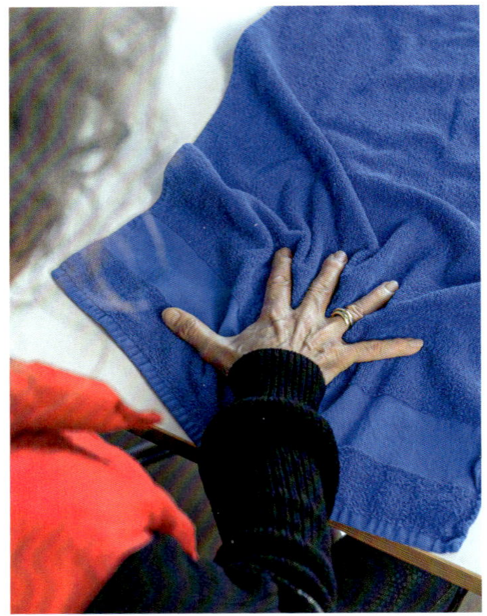

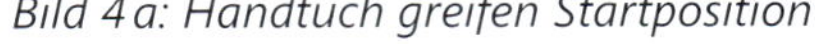

Bild 4 a: Handtuch greifen Startposition

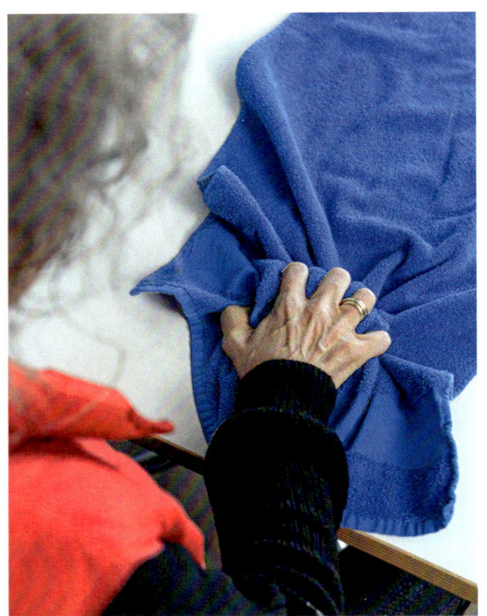

Bild 4 b: Handtuch greifen Endposition

Geeignet für	Alle – insbesondere bei Schmerzen in Hand und Fingern.
Kontraindikationen	Keine
Trainierte Muskeln	Mobilisation der Finger- und Handmuskulatur.
Übungsbeschreibung	Setzen Sie sich vor einen Tisch. Nehmen Sie ein Handtuch und spreizen Sie Ihre Finger so weit wie möglich darauf aus. Ziehen Sie kleine Falten des Tuchs zwischen Ihre Finger. Jetzt greifen Sie zu und drücken das Handtuch sanft zusammen (dabei sollten kleine Falten des Tuchs zwischen den Fingern bleiben). Dann spreizen Sie die Finger wieder.
Wiederholungen	Wiederholen Sie dies 15- bis 20-mal und wechseln Sie dann die Hand. Führen Sie 2–3 Durchgänge aus.
Variation	Sie können die Übung mit einem dünnen oder dicken Tuch durchführen. Zur Intensivierung können Sie das Zugreifen verstärken und 3 Sekunden halten.

In der Akutphase 5: Haltungskorrektur

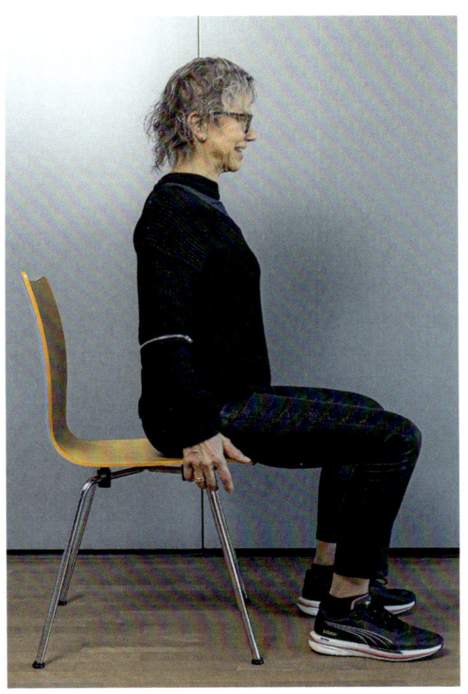

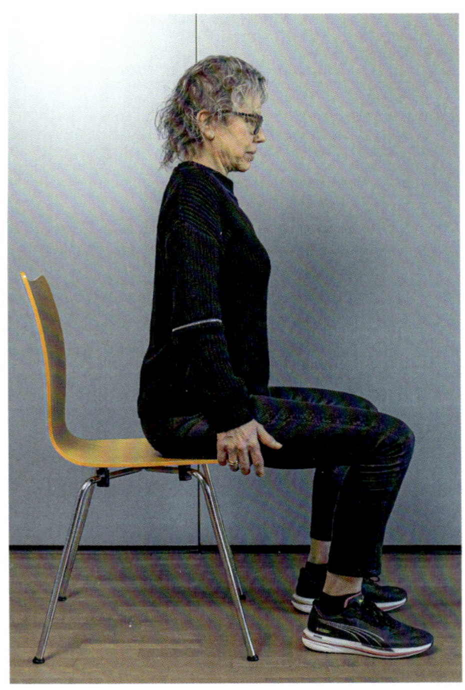

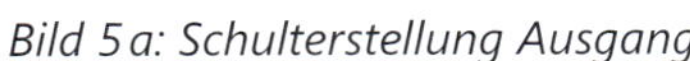

Bild 5 a: Schulterstellung Ausgang

Bild 5 b: Schulterstellung Endposition

Geeignet für	Alle – insbesondere bei Schmerzen im Schulter-Nacken Bereich.
Kontraindikationen	Keine
Trainierte Muskeln	Haltungsverbesserung und Schmerzlinderung der Muskulatur im Schulter-Nacken-Bereich.
Übungsbeschreibung	Setzen Sie sich aufrecht auf einen Stuhl, ohne sich anzulehnen. Ziehen Sie die Schultern nach hinten-unten (weg von den Ohren). Die Schulterblätter werden hierfür nach hinten-unten zusammengezogen. Diese Position halten Sie 3 Sekunden und lassen dann die Schultern wieder locker.
Wiederholungen	Wiederholen Sie die Übung 10-mal. Führen Sie 2–3 Durchgänge aus.
Variation	Drehen Sie während der Endposition die Daumen nach außen. Sie können die Übung auch mit einer kreisenden Bewegung der Schultern erst nach oben, dann nach hinten unten einleiten (wichtig bleibt allerdings die kurze aktive Spannung der Schulterblätter nach hinten-unten).

In der Akutphase 6: Muskel-Venen Pumpe

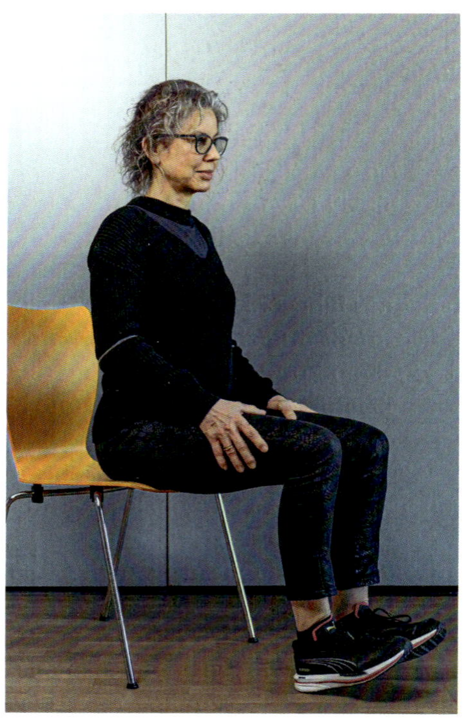
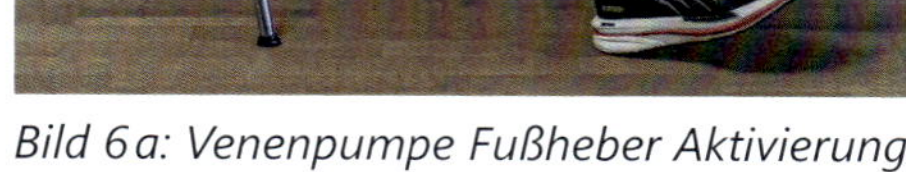

Bild 6a: Venenpumpe Fußheber Aktivierung

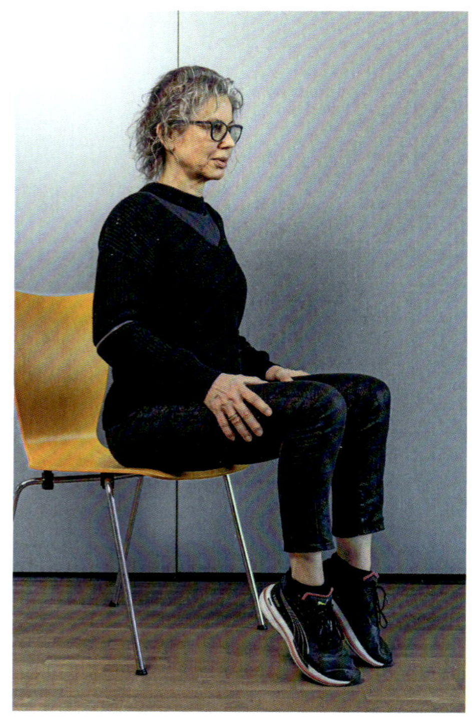

Bild 6b: Venenpumpe Waden Aktivierung

Geeignet für	Alle – insbesondere bei Schmerzen in den Sprunggelenken und den Unterschenkeln.
Kontraindikationen	Keine
Trainierte Muskeln	Aktivierung der Venenpumpe und Mobilisierung der Muskulatur im Sprunggelenk/Wade.
Übungsbeschreibung	Setzen Sie sich auf die Vorderkante eines Stuhles. Heben Sie jetzt zuerst gleichzeitig beide Fußspitzen und danach beide Fersen vom Boden ab. Fangen Sie mit kleinen Bewegungen an und versuchen Sie das Bewegungsausmaß zu vergrößern. Danach gerne auch gegengleich durchführen: Der rechte Fuß ist auf der Ferse, der linke auf der Fußspitze und wechseln.
Wiederholungen	Wiederholen Sie dies 15- bis 20-mal. Führen Sie 2–3 Durchgänge aus.
Variation	Sie können die Übung auch im Stehen oder auf einem Gymnastikball sitzend durchführen.

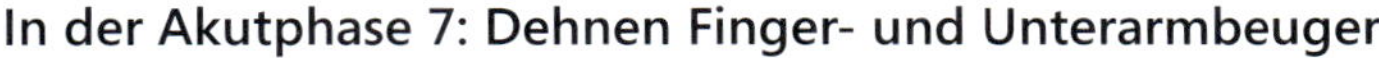

In der Akutphase 7: Dehnen Finger- und Unterarmbeuger

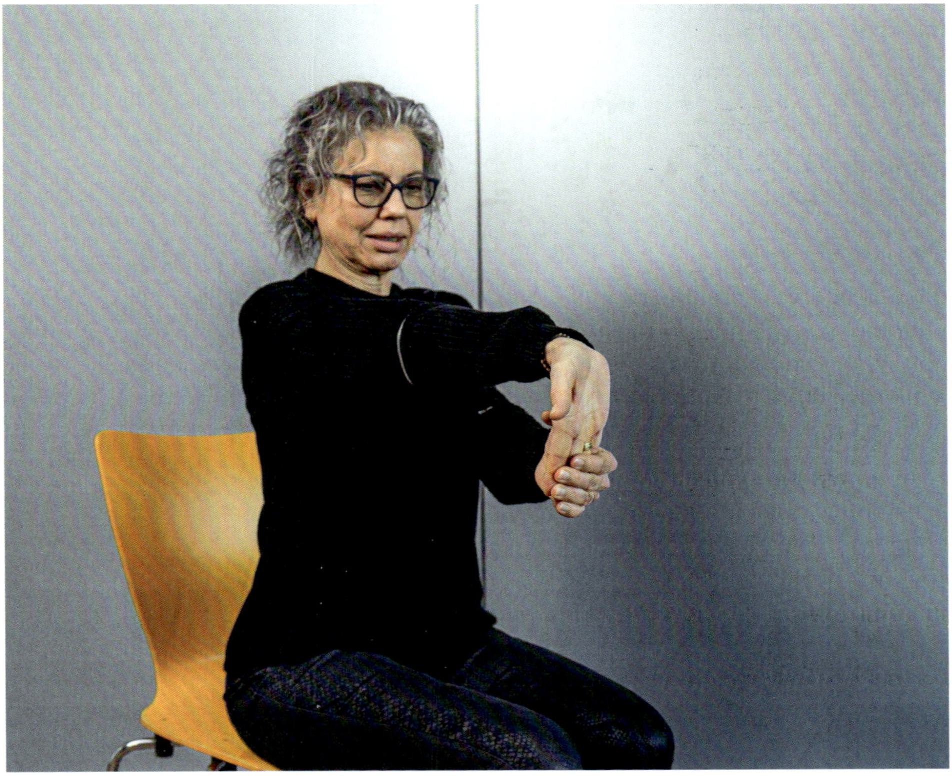

Bild 7: Dehnung Finger- /Unterarmbeuger

Geeignet für	Alle – insbesondere bei Schmerzen in den Fingern, Hand- und Ellenbogengelenken.
Kontraindikationen	Keine
Trainierte Muskeln	Dehnung der Beugemuskulatur in den Fingern und im Unterarm.
Übungsbeschreibung	Strecken Sie Ihren Arm komplett aus. Greifen Sie alle Finger an der Handinnenfläche und ziehen Sie diese sanft zu sich heran. Dabei sollte eine leichte Dehnspannung entstehen (nicht bis an die Schmerzgrenze).
Wiederholungen	20–30 Sekunden halten, danach die Seite wechseln. Führen Sie 2–3 Durchgänge aus.
Variation	Sie können die Übung im Stehen oder Sitzen ausführen. Alternativ können Sie die Handinnenfläche sanft gegen eine Wand oder einen Tisch drücken.

In der Akutphase 8: Dehnen Finger- und Unterarmstrecker

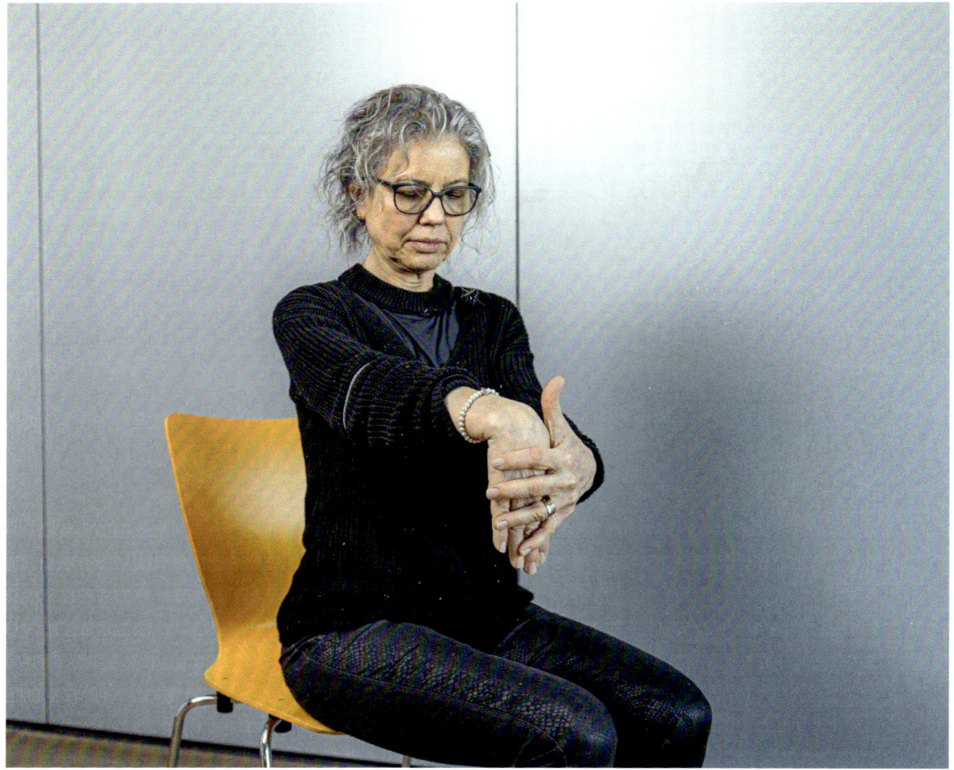

Bild 8: Dehnung Finger- /Unterarmstrecker

Geeignet für	Alle – insbesondere bei Schmerzen in den Fingern, Hand- und Ellenbogengelenken.
Kontraindikationen	Keine
Trainierte Muskeln	Dehnung der Streckmuskulatur in den Fingern und im Unterarm.
Übungsbeschreibung	Strecken Sie Ihren Arm komplett aus. Greifen Sie alle Finger an der Handaußenfläche und ziehen Sie diese sanft zu sich heran. Dabei sollte eine leichte Dehnspannung entstehen (nicht bis an die Schmerzgrenze).
Wiederholungen	20–30 Sekunden halten, danach die Seite wechseln. Führen Sie 2–3 Durchgänge aus.
Variation	Sie können die Übung im Stehen oder Sitzen ausführen. Alternativ können Sie die Handaußenfläche sanft gegen eine Wand oder einen Tisch drücken.

5.3 Basisübungen nach der Akutphase

Die folgenden Übungen sind für alle möglich und können zu Hause mit wenigen Hilfsmitteln durchgeführt werden. Sie dienen der sanften Kräftigung, Mobilisierung und Schmerzlinderung direkt in Ihren Alltagssituationen.

Die Übungen sind etwas intensiver als in Kapitel 5.2 und sollten erst im Anschluss der Akutphase zum Einsatz kommen.

In *Kapitel 6.3 Krafttraining für zu Hause* werden weitere Übungen gezeigt, die sich nach der Akutphase gut in den Alltag integrieren lassen. Empfehlenswert ist besonders eine Ergänzung mit Kraftübungen für die Rumpfmuskulatur, z. B. dem Unterarmstütz (S. 79) und dem Beckenheben in Rückenlage (S. 81).

Nach der Akutphase 1: Aufrichtung der Brustwirbelsäule

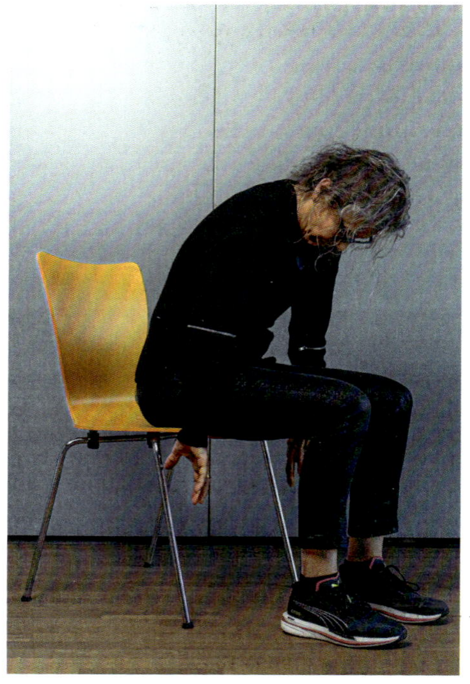

Bild 9a: BWS Aufrichtung (Startposition)

Bild 9b: BWS Aufrichtung (Endposition)

Geeignet für	Alle – insbesondere bei mangelnder Beweglichkeit in der Wirbelsäule.
Kontraindikationen	Keine
Trainierte Muskeln	Mobilisierung der Wirbelsäule und Aktivierung der Haltungsmuskulatur.
Übungsbeschreibung	Setzen Sie sich auf die Vorderkante des Stuhles. Beugen Sie Ihre Wirbelsäule rund nach vorne. Die Daumen zeigen dabei nach innen. Richten Sie sich nun auf, bis zu einer leichten Überstreckung der BWS. Die Daumen zeigen jetzt nach außen und die Schultern ziehen Sie nach hinten-unten.
Wiederholungen	Wiederholen Sie dies 10- bis 15-mal. Versuchen Sie die Übung so oft wie möglich in den Alltag einzubauen.
Variation	Sie können die Übung auch im Stehen oder auf einem Gymnastikball sitzend durchführen. Zur Intensivierung können Sie die Endposition 3–5 Sekunden halten.

Nach der Akutphase 2: Rotation der Brustwirbelsäule

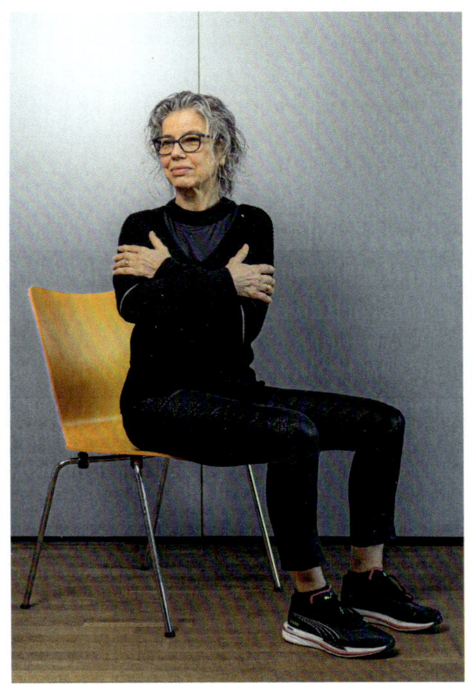

Bild 10 a: BWS Rotation rechts

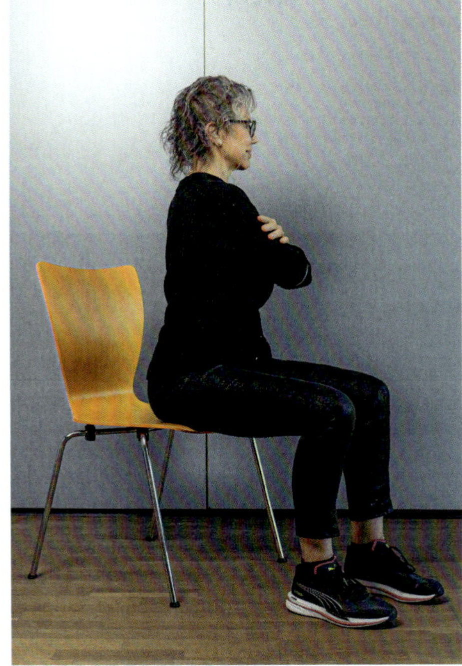

Bild 10 b: BWS Rotation links

Geeignet für	Alle – insbesondere bei mangelnder Beweglichkeit in der Wirbelsäule.
Kontraindikationen	Keine
Trainierte Muskeln	Mobilisierung der Wirbelsäule.
Übungsbeschreibung	Setzen Sie sich aufrecht auf die Vorderkante des Stuhles. Verschränken Sie die Arme locker vor dem Körper und drehen Sie sich sanft nach rechts und links. Der Kopf soll der Bewegung stets folgen.
Wiederholungen	Wiederholen Sie dies 10- bis 15-mal. Versuchen Sie die Übung so oft wie möglich in den Alltag einzubauen.
Variation	Sie können die Übung auch im Stehen oder auf einem Gymnastikball sitzend durchführen.

Nach der Akutphase 3: Fingermuskulatur

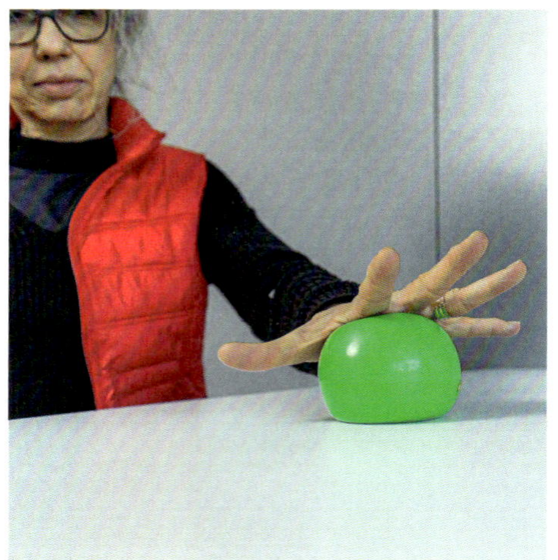

Bild 11 a: Finger gespreizt

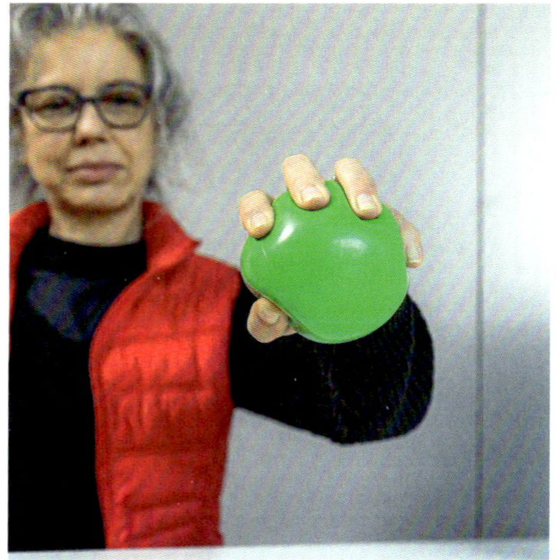

Bild 11 b: Ball greifen

Geeignet für	Alle – insbesondere bei mangelnder Kraft in den Händen und Fingern.
Kontraindikationen	Keine
Trainierte Muskeln	Mobilisierung der Finger- und Handmuskulatur.
Übungsbeschreibung	Setzen Sie sich vor einen Tisch. Nehmen Sie einen Ball mit 5–12 cm Durchmesser (je nach Handgröße). Drücken Sie die Handfläche sanft auf den Ball. Dabei spreizen und strecken Sie die Finger so weit wie möglich für 10 Sekunden. Jetzt greifen Sie den Ball, heben ihn vom Tisch ab und drücken ihn zusammen. Falls Sie keinen Ball haben, geht es auch mit einem zusammengerollten Handtuch.
Wiederholungen	Drücken Sie den Ball 15- bis 20-mal zusammen oder halten Sie den Druck konstant für 15–30 Sekunden. Im Anschluss die Finger wieder 10 Sekunden spreizen und strecken. Führen Sie 2–3 Durchgänge aus.
Variation	Sie können die Übung mit einem weichen oder harten Ball ausführen. Variieren Sie mit der Größe des Balls. Alternativ funktioniert auch ein mit Wasser gefüllter Luftballon.

Nach der Akutphase 4: Haltungsmuskulatur

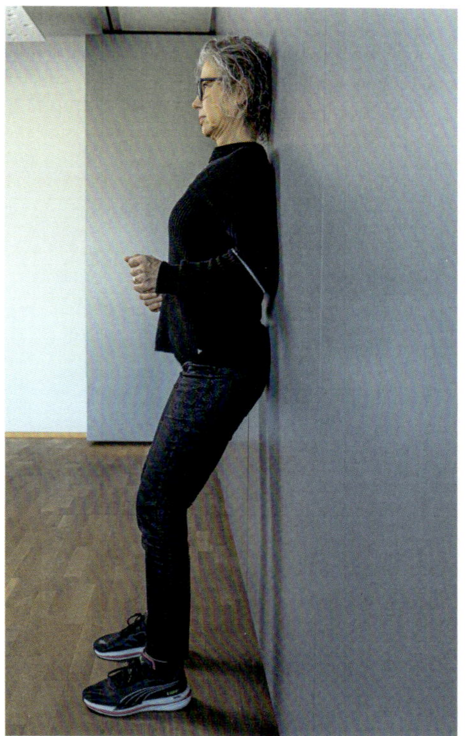

Bild 12 a: Wand Startposition

Bild 12 b: Wand Endposition

Geeignet für	Alle – insbesondere bei Haltungsschwäche und Nackenverspannungen.
Kontraindikationen	Keine
Trainierte Muskeln	Kräftigung der Haltungsmuskulatur im oberen Rücken.
Übungsbeschreibung	Stellen Sie sich an eine Wand. Gesäß, Brustwirbelsäule und Hinterkopf sollten die Wand möglichst berühren. Geben Sie nun mit den Armen Druck gegen die Wand bis nur noch die Ellenbogen Kontakt zur Wand haben. Die Schulterblätter ziehen Sie hierzu nach hinten/unten zusammen. Der Oberkörper soll in aufrechter Position bleiben.
Wiederholungen	Halten Sie die Endposition 5–10 Sekunden. Wiederholen Sie die Übung 5- bis 10-mal.
Variation	Je weiter Ihre Füße von der Wand entfernt stehen, desto intensiver wird die Übung.

Nach der Akutphase 5: Einbeinstand

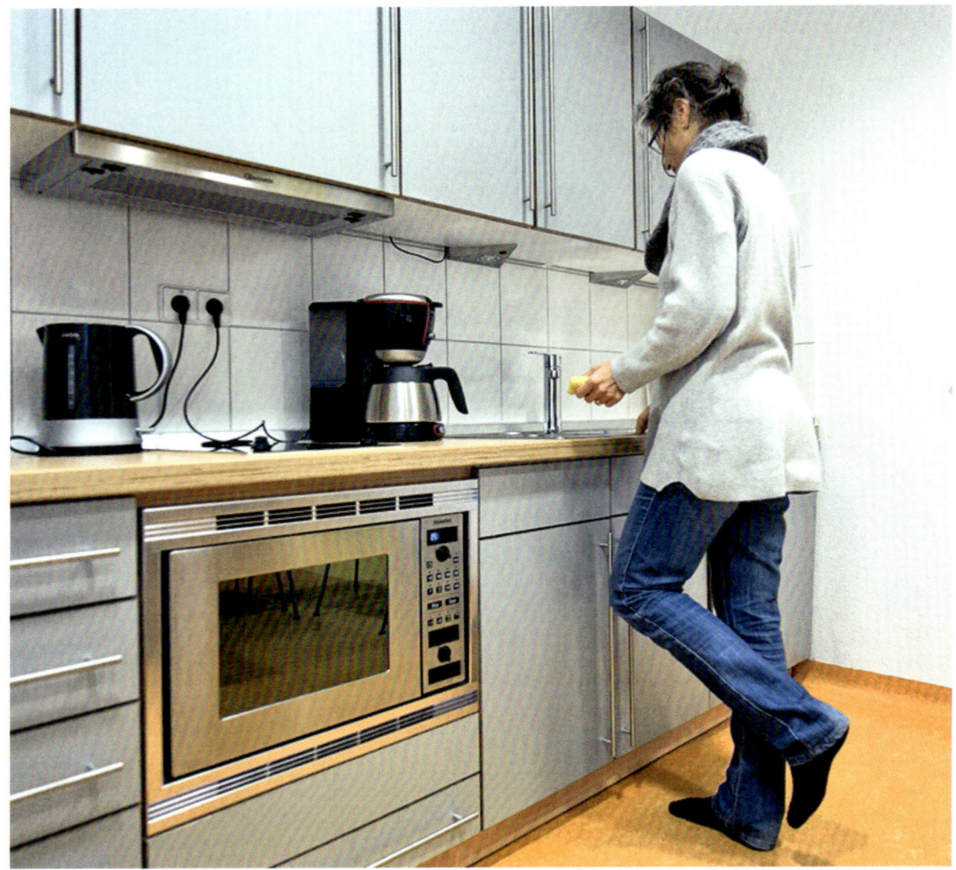

Bild 13: Einbeinstand

Geeignet für	Alle – insbesondere bei mangelndem Gleichgewicht.
Kontraindikationen	Keine
Trainierte Muskeln	Kräftigung der Beine und des Rumpfes.
Übungsbeschreibung	Stellen Sie sich beim Zähneputzen, bei der Hausarbeit oder beim Warten in der Schlange auf ein Bein und versuchen Sie, das Gleichgewicht zu halten. Fangen Sie mit 5 Sekunden an und steigern Sie auf bis zu 45 Sekunden.
Wiederholungen	Versuchen Sie dies, so oft wie möglich in den Alltag einzubauen.
Variation	Lassen Sie bei der Übung den Blick wandern oder versuchen Sie kurz die Augen zu schließen.

Nach der Akutphase 6: Kniebeuge

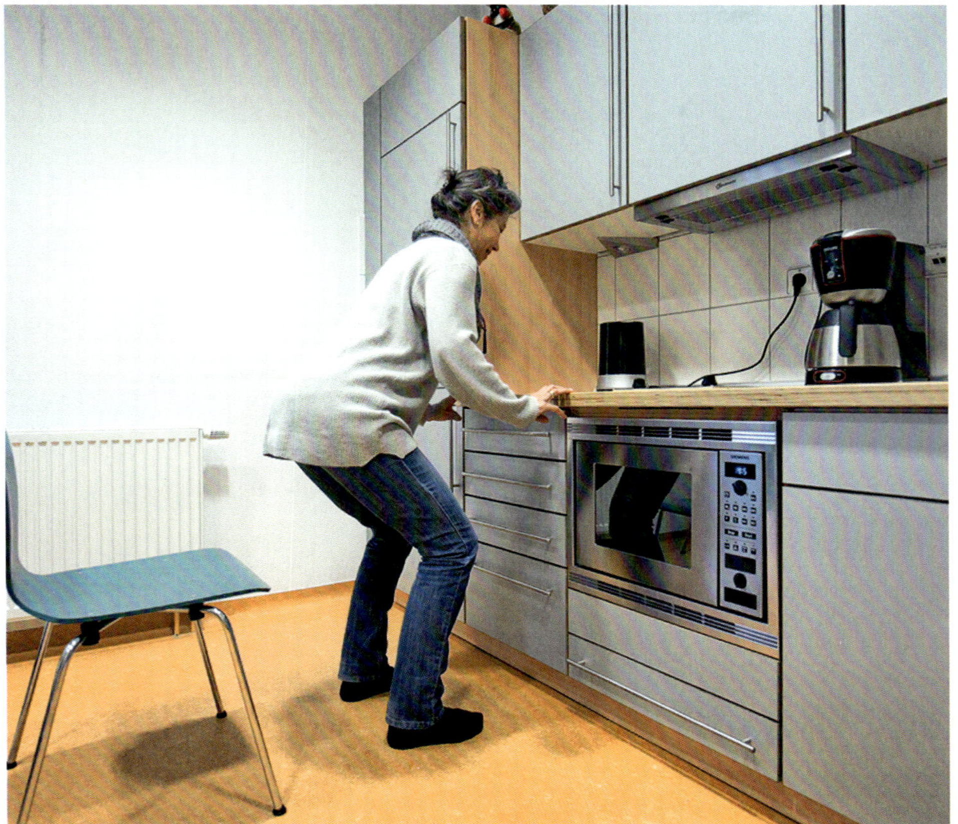

Bild 14: Kniebeuge

Geeignet für	Alle – insbesondere bei mangelnder Kraft in den Beinen.
Kontraindikationen	Keine
Trainierte Muskeln	Kräftigung der Beine und des Rumpfes.
Übungsbeschreibung	Halten Sie sich an der Arbeitsplatte der Küche fest. Gehen Sie so weit nach hinten, dass Sie einen dort stehenden Stuhl fast berühren. Achten Sie stets auf eine gerade Beinachse (die Knie dürfen nicht nach innen oder außen ausweichen).
Wiederholungen	Wiederholen Sie dies 10- bis 15-mal. Führen Sie 2–3 Durchgänge aus.
Variation	Ohne Festhalten. Je tiefer Sie nach unten gehen, desto intensiver wird die Übung.

Nach der Akutphase 6: Wadentraining

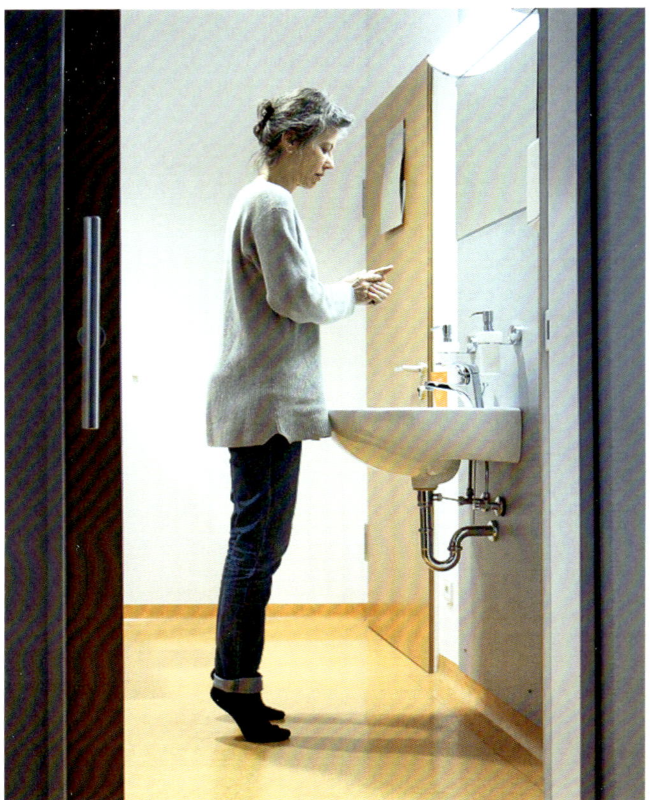

Bild 15: Wadentraining

Geeignet für	Alle – insbesondere bei mangelnder Kraft in den Waden.
Kontraindikationen	Keine
Trainierte Muskeln	Kräftigung der Waden und des Rumpfes.
Übungsbeschreibung	Drücken Sie sich beim Zähneputzen, bei der Arbeit in der Küche oder beim Warten in der Schlange so weit wie möglich nach oben auf die Zehenspitzen.
Wiederholungen	Entweder versuchen Sie dies 20-30 Sekunden zu halten oder Sie gehen 15- bis 20-mal auf und ab. Führen Sie 2–3 Durchgänge aus.
Variation	Die Übung wird intensiver, wenn Sie mit den Vorderfüßen auf einer Treppenstufe stehen. Das Wadentraining kann auch einbeinig ausgeführt werden.

6 Aufbauübungen für Rheumapatienten

In diesem Kapitel geben wir Ihnen Informationen dazu, wie Sie selbstorganisiert Eigenübungen durchführen können. Dazu stellen wir Ihnen in vier unterschiedlichen Bereichen jeweils einzelne Übungen vor und beschreiben, wie Sie diese individuell an Ihre Erkrankung anpassen können.

Die hier vorgestellten Übungen haben nur einen globalen und empfehlenden Charakter. Daher ist es möglich, dass bei Ihnen im Einzelfall eine ärztliche Abklärung vonnöten ist, um herauszufinden, welche Belastungen von Ihnen toleriert werden und welche nicht.

Welche Art des Trainings bzw. der Aktivität wird empfohlen?

Generell werden für fast alle Rheumaerkrankungen Ausdauerübungen und Kräftigungsübungen sowie Dehn- und Mobilisationsübungen und Koordinationsübungen bzw. sensomotorisches Training empfohlen.
Je nach Rheumaerkrankung gibt es hierbei unterschiedliche Empfehlungen (siehe auch Kapitel 2).

Im Folgenden werden Ihnen zu diesen vier Sequenzen:

- Beweglichkeit und Faszientraining
- Koordination und Sensomotorik
- Krafttraining
- Entspannungs- und Dehnübungen

jeweils unterschiedliche Übungen vorgestellt.

Diese können einzeln (wobei min. 10- bis 15-minütige Intervalle nötig sind) oder aber als eine komplette Trainingseinheit mit jeweils ein bis zwei Übungen aus den einzelnen Sequenzen absolviert werden.
Grundsätzlich ist es sinnvoll, diese Trainingsformen wie ein Mosaik zu betrachten und alles zu trainieren.

Eine exemplarische Trainingseinheit finden Sie am Ende der Sequenzen.

6.1 Beweglichkeit und Faszientraining

Als Rheumapatient ist es ein vorrangiges Ziel die Beweglichkeit zu erhalten und zu verbessern. Dies geschieht in Form der Mobilisation der einzelnen Gelenke.

Das dient dazu, die Muskulatur gezielter in allen Winkelstellungen ansprechen zu können. Durch das bessere Zusammenspiel der Muskeln wird der Körper optimal auf die folgenden Belastungen vorbereitet.

Alle Muskeln in unserem Körper sind von einer bindegewebigen Hülle umgeben – den Faszien. Nach neueren Erkenntnissen verkleben und verdicken diese bei einseitiger Beanspruchung, Fehlhaltung oder Überlastung. Diese Verklebungen wirken sich negativ auf die Muskeln aus und führen zu schmerzhaften Verhärtungen. Die Folge: Wir fühlen uns steif und unbeweglich.

Durch große, sanft fließende Bewegungen über die gesamten faszialen Muskelketten lässt sich die Elastizität deutlich verbessern. Bewegungseinschränkungen und Schmerzen werden bei regelmäßigem Ausführen der Faszienübungen nachhaltig reduziert.

Bei allen Übungen für die Beweglichkeit ist es wichtig, dass Sie den Körper etwas aus seinem Komfortbereich bringen. Sie sollten mit den Übungen allerdings nicht ständig über Ihr Schmerzlimit (z. B. 6 von 10 auf der Schmerzskala) gehen.

Beweglichkeit und Faszientraining (Bew)

- Bew1: Handgelenke und Ellenbogen kreisen
- Bew2: Schultern und Arme kreisen
- Bew3: Sprunggelenke und Knie kreisen
- Bew4: Hüfte kreisen
- Bew5: Becken kreisen
- Bew6: Hintere Faszienkette
- Bew7: Vordere Faszienkette
- Bew8: Faszienübung Armlinie
- Bew9: Laterale Faszienkette
- Bew10: Faszienübung Wadentreten

Bew1: Handgelenke und Ellenbogen kreisen

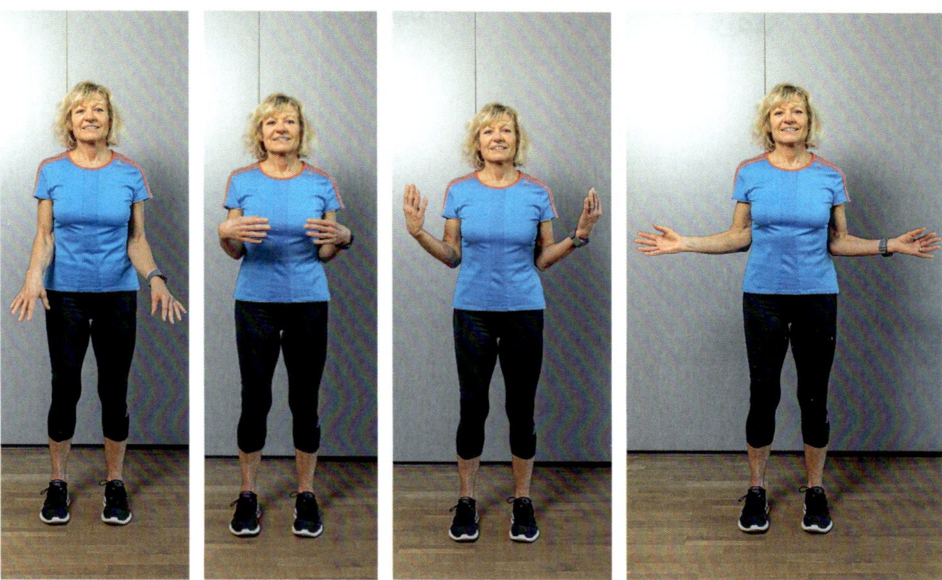

Bild 16 a-d: Handgelenke und Ellenbogen kreisen

Geeignet für	Alle – insbesondere bei mangelnder Beweglichkeit in Ellenbogen- und Handgelenken.
Kontraindikationen	Keine
Trainierte Muskeln	Mobilisation Hand- und Ellenbogengelenke, Aktivierung Armmuskulatur.
Übungsbeschreibung	Stehen Sie aufrecht. Stellen Sie sich nun vor, große Kreise mit Ihren Fingern in die Luft zu zeichnen. Dabei nutzen Sie die komplette Beweglichkeit der Ellenbogen- und Handgelenke. Gehen Sie bei den ersten Wiederholungen langsam vor und tasten sich langsam an den maximalen Bewegungsumfang heran. Die Ellenbogen sollten ihre Position dabei nicht verlassen und bleiben am Körper.
Wiederholungen	Kreisen Sie die Hand- und Ellenbogengelenke 5- bis 10-mal. Wechseln Sie dann die Richtung.
Variation	Zum Einstieg die Kreisbewegung einarmig ausführen. Sehr anspruchsvoll ist es, die Bewegung mit beiden Seiten in entgegengesetzter Richtung durchzuführen.

Bew2: Schultern und Arme kreisen

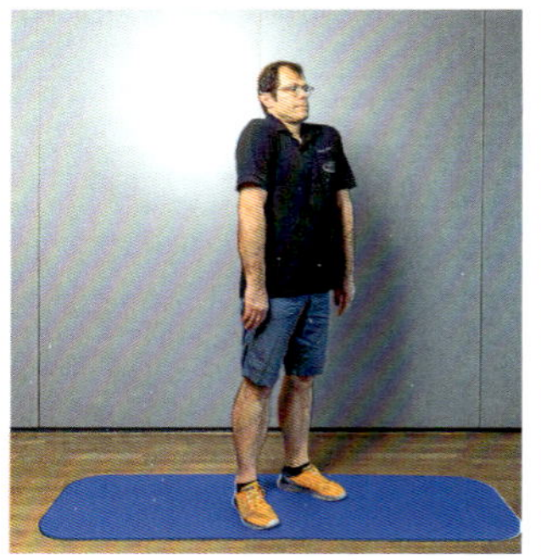
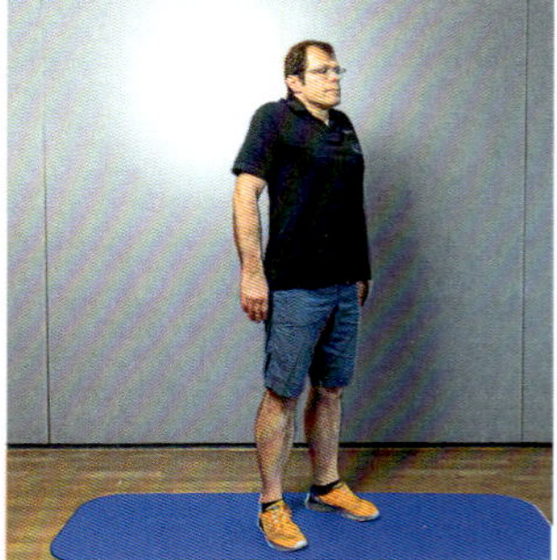
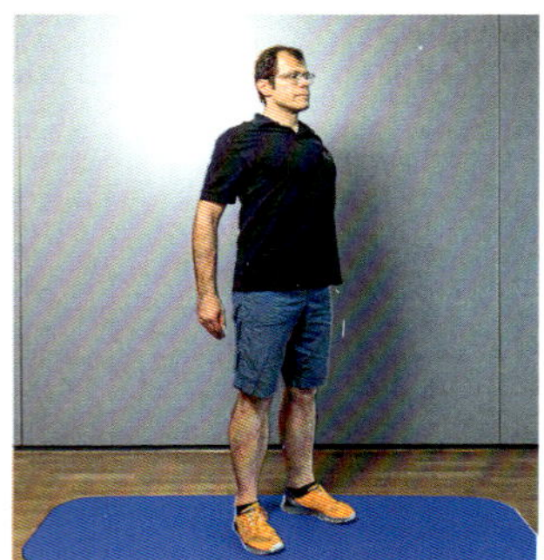

Bild: 17 a-c Schulter kreisen

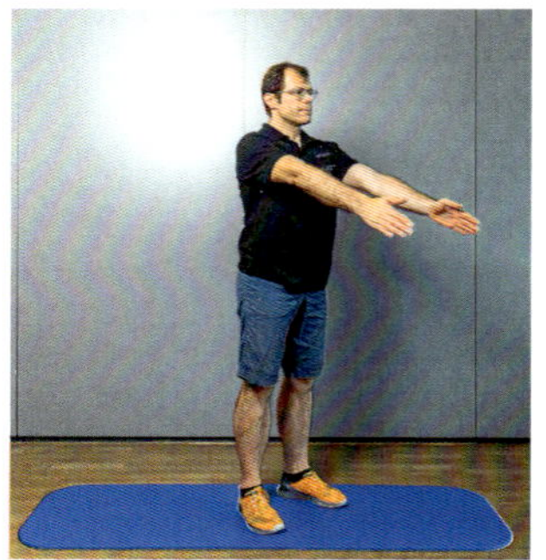
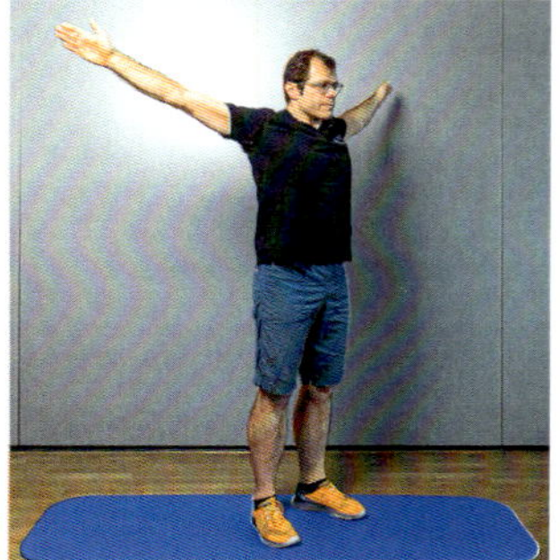
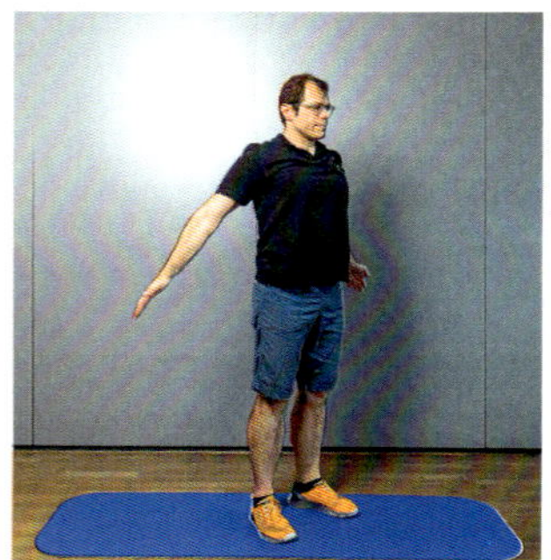

Bild: 18 a-c Arme kreisen

Geeignet für	Alle – insbesondere bei mangelnder Beweglichkeit in den Schultern.
Kontraindikationen	Akute Entzündungen und starke Schmerzen.
Trainierte Muskeln	Mobilisation Schultergelenke, Aktivierung Schultermuskulatur.
Übungsbeschreibung	Stehen Sie aufrecht. Kreisen Sie nun langsam mit Ihren Schultern nach hinten (betonen Sie dabei besonders die Position hinten-unten). Lassen Sie die Kreise größer werden. Im Anschluss führen Sie die Kreise mit Ihren Armen aus. Fangen Sie hier mit kleinen Kreisen an und lassen Sie diese größer werden.
Wiederholungen	Kreisen Sie die Schultergelenke 5- bis 10-mal (Schulterkreisen nur nach hinten ausführen; Armkreisen nach vorne und nach hinten).
Variation	Die Schultern/Arme können auch einseitig oder nacheinander gekreist werden. Sehr anspruchsvoll ist es, die Bewegung mit beiden Armen in entgegengesetzter Richtung durchzuführen.

Bew3: Sprunggelenke und Knie kreisen

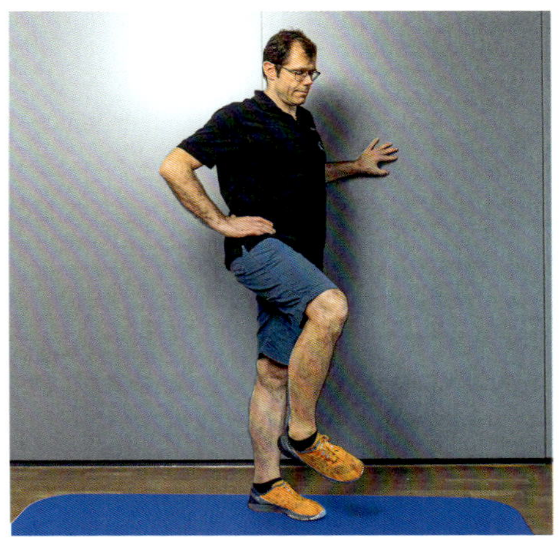
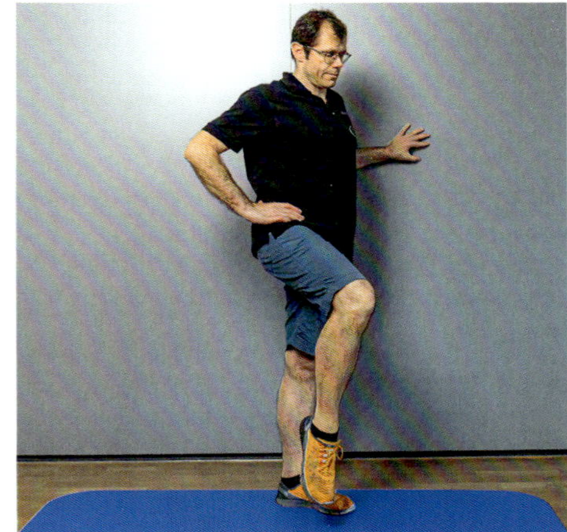

Bild 19 a+b: Sprunggelenke kreisen

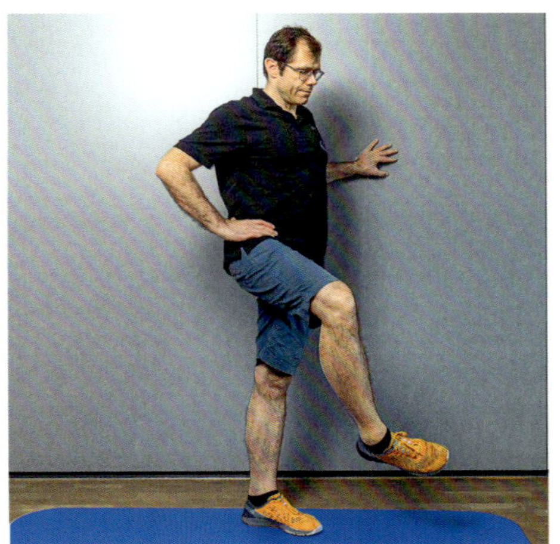
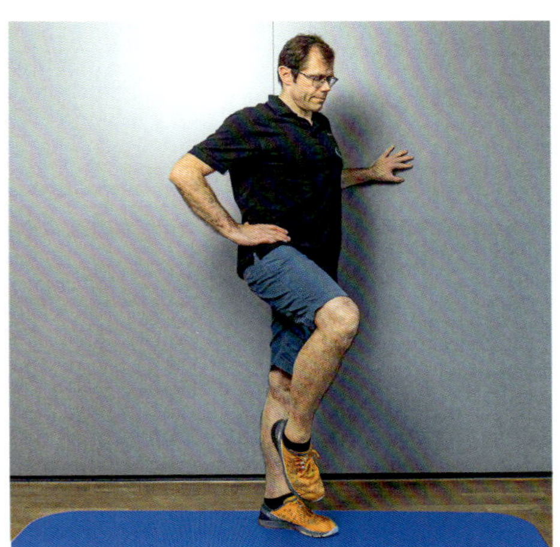

Bild 20 a+b: Knie kreisen

Geeignet für	Alle – insbesondere bei mangelnder Beweglichkeit in den Knien und Sprunggelenken.
Kontraindikationen	Akute Entzündungen und starke Schmerzen.
Trainierte Muskeln	Mobilisation Knie- und Sprunggelenke, Aktivierung Beinmuskulatur.
Übungsbeschreibung	Stellen Sie sich in einen aufrechten Stand. Heben Sie ein Bein an und kreisen Sie Ihr Sprunggelenk langsam erst in die eine, dann in die andere Richtung.

	Kreisen Sie direkt im Anschluss das Knie desselben Beines erst in die eine, dann in die andere Richtung. Dann wechseln Sie die Seite.
Wiederholungen	5-mal kreisen, dann Richtung wechseln.
Variation	Führen Sie die gleiche Übung in Rückenlage aus (dadurch entfällt die Belastung auf dem Standbein). Um auch eine Gleichgewichtsübung daraus zu machen, können Sie diese Übung auch ohne Festhalten durchführen.

Bew4: Hüfte kreisen

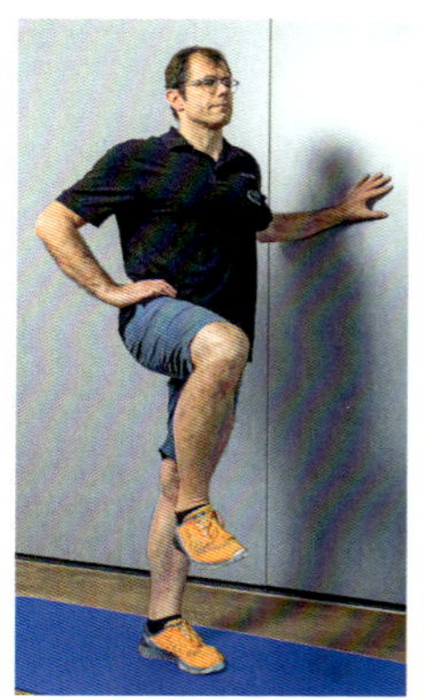
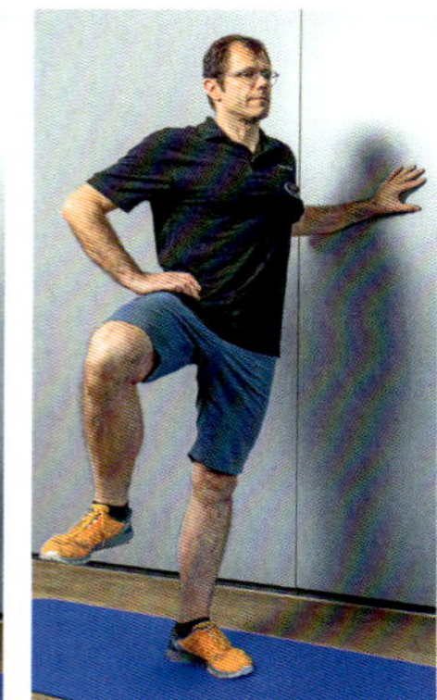
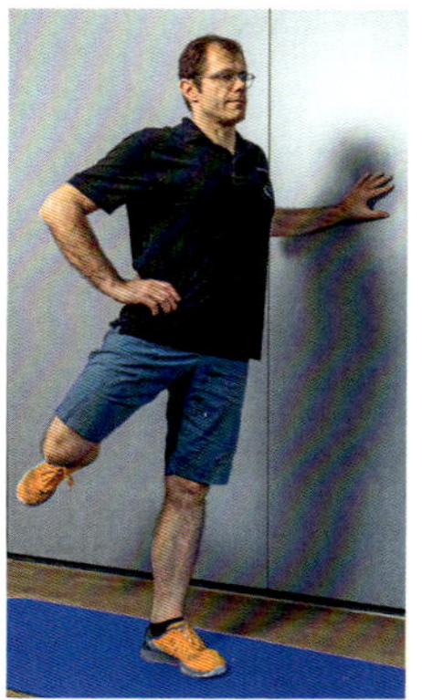
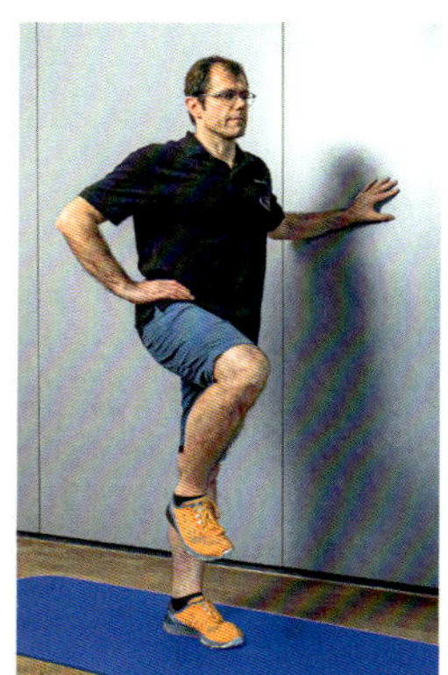

Bild 21 a-d: Hüfte kreisen

Geeignet für	Alle – insbesondere bei mangelnder Beweglichkeit in den Hüften.
Kontraindikationen	Akute Entzündungen und starke Schmerzen.
Trainierte Muskeln	Mobilisation der Hüftgelenke, Aktivierung der Hüftrotatoren.
Übungsbeschreibung	Stellen Sie sich in einen aufrechten Stand. Heben Sie nun ein Bein an und beugen das Knie. Kreisen Sie das gebeugte Knie nach außen, hinten, innen und vor, um alle Bewegungen des Hüftgelenkes durchzuführen. Dann wechseln Sie die Bewegungsrichtung. Im Anschluss das Bein wechseln.
Wiederholungen	Kreisen Sie die Sprunggelenke und Knie 5-mal. Wechseln Sie dann die Richtung.
Variation	Führen Sie die gleiche Übung im Vierfüßlerstand aus (Knie und Hände auf dem Boden/Matte). Dadurch aktivieren Sie stärker die Gesäßmuskulatur.

Bew5: Becken kreisen

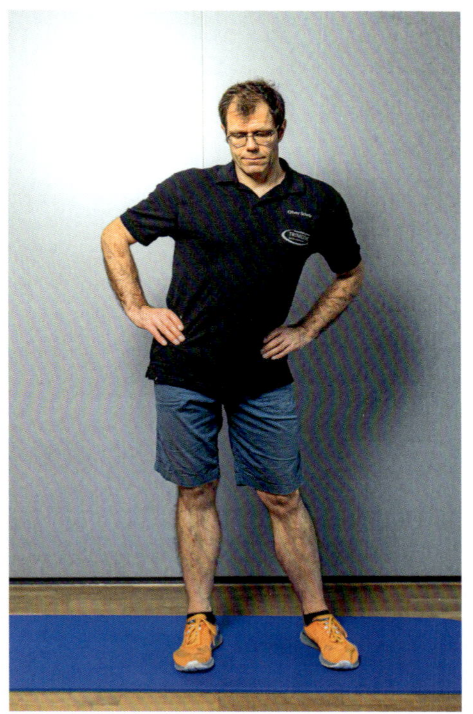

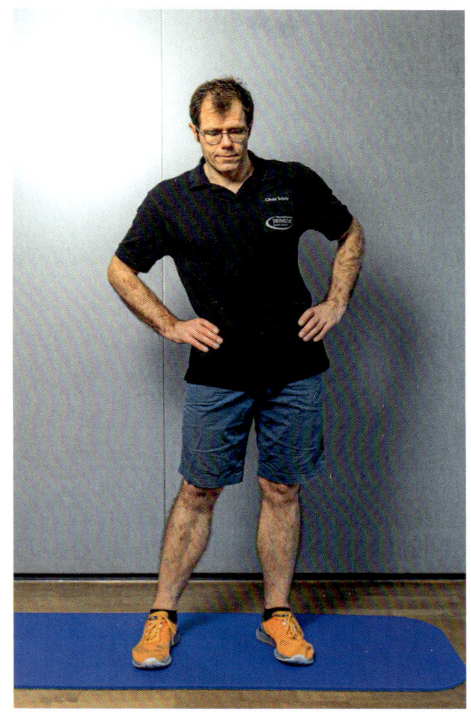

Bild 22 a-b: Becken kreisen

Geeignet für	Alle – insbesondere bei mangelnder Beweglichkeit im Becken und Rumpf.
Kontraindikationen	Keine
Trainierte Muskeln	Mobilisation des Beckens und der Lendenwirbelsäule; Aktivierung der Rumpfmuskulatur.
Übungsbeschreibung	Stellen Sie sich in einen aufrechten Stand. Legen Sie nun Ihre Hände an die Hüften und kreisen Ihr Becken. Dabei können Oberkörper und Beine die Bewegungen unterstützen, der Kopf sollte sich möglichst wenig bewegen. Fangen Sie mit kleinen Kreisen an und vergrößern Sie das Bewegungsausmaß.
Wiederholungen	Kreisen Sie das Becken 5- bis 10-mal. Wechseln Sie dann die Richtung.
Variation	Führen Sie die gleiche Übung auf einem Gymnastikball sitzend aus. Versuchen Sie die Übung mit geschlossenen Augen auszuführen.

Bew6: Hintere Faszienkette

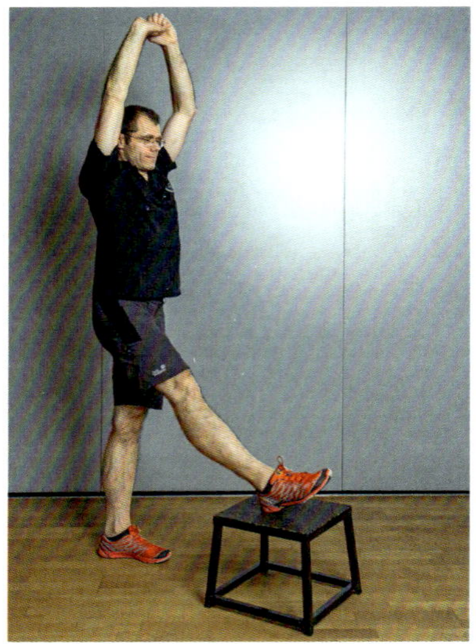

Bild 23 a: Faszien Backline (Ausgangsposition)

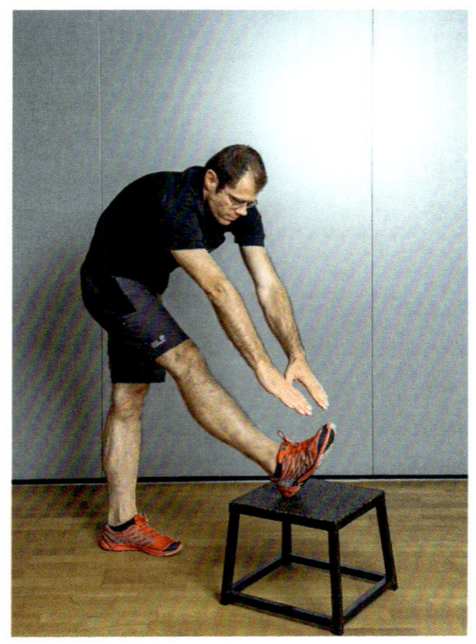

Bild 23 b: Faszien Backline (Endposition)

Geeignet für	Alle – insbesondere bei mangelnder Beweglichkeit in der Lendenwirbelsäule und bei verkürzter Muskulatur der Oberschenkelrückseite.
Kontraindikationen	Akute Entzündungen, Gleichgewichtsprobleme, Schwindelanfälligkeit, akute Schmerzen in der Lendenwirbelsäule.
Trainierte Muskeln	Dehnung der gesamten hinteren Faszienkette (vom Hinterkopf, über Rücken, die hinteren Oberschenkel, bis in die Waden), Mobilisation der Lendenwirbelsäule.
Übungsbeschreibung	Legen Sie einen Fuß auf eine Erhebung wie z. B. einen Hocker, Stufe oder Stuhl. Richten Sie sich auf und strecken Sie die Arme nach oben. Beugen Sie nun Ihren Oberkörper langsam in Richtung des aufgestellten und gestreckten Beines. Dabei ziehen Sie die Fußspitze nach oben. Führen Sie nun 2–3 kleine, sanfte Bewegungen Richtung Fuß aus und richten Sie sich dann wieder komplett auf.
Wiederholungen	Wiederholen Sie die Übung 10-mal. Dann das Bein wechseln.
Variation	Variieren Sie die Bewegungsrichtung der Hände (mittig, Innen- und Außenseite des Fußes). Je höher der Fuß aufgelegt wird, desto intensiver wird die Dehnspannung. Bei Problemen führen Sie alternativ die Dehnung der Rückenmuskulatur in Rotation in Rückenlage aus (Übung D6 S. 100).

Bew7: Vordere Faszienkette

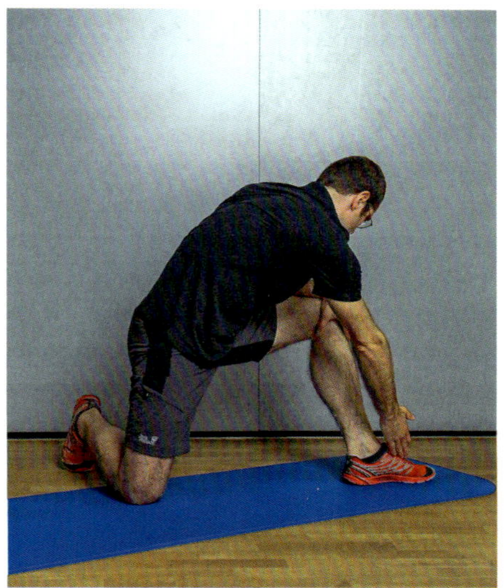

Bild 24 a: Faszien Frontline (Ausgangsposition)

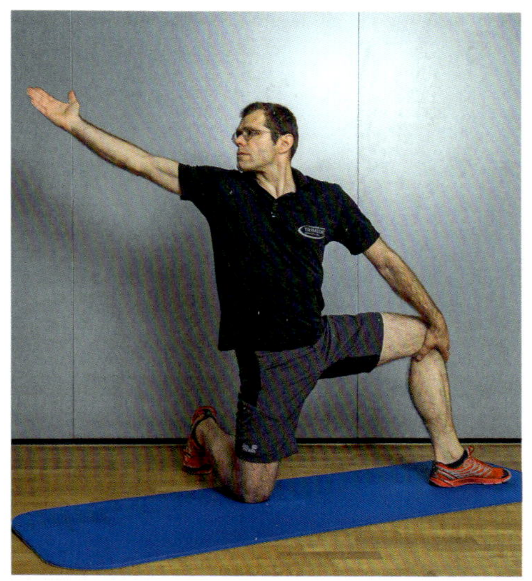

Bild 24 b: Faszien Frontline (Endposition)

Geeignet für	Alle – insbesondere bei verkürzten Hüftbeugern und Adduktoren.
Kontraindikationen	Akute Entzündungen und starke Schmerzen.
Trainierte Muskeln	Dehnung der gesamten vorderen Faszienkette (von der Brustmuskulatur, Bauch, Hüftbeuger, vorderer Oberschenkel bis in die Adduktoren), Mobilisation der Brustwirbelsäule.
Übungsbeschreibung	Stellen Sie ein Knie auf den Boden und gehen Sie in einen einbeinigen Kniestand. Das vordere Standbein stellen Sie, soweit es Ihnen angenehm ist, nach außen (optimal 90°). Die gegenüberliegende Hand bringen Sie zum Standbein Innenknöchel. Jetzt heben Sie den Arm nach oben-hinten und folgen mit dem Blick der Hand. Die andere Hand fixiert das Standbein am Knie. Dann führen Sie den Arm wieder zum Innenknöchel. Steigern Sie das Bewegungsausmaß langsam.
Wiederholungen	Wiederholen Sie die Übung 10-mal. Dann das Bein wechseln.
Variation	Ein Kissen unter dem Knie macht die Übung komfortabler. Zum Intensivieren versuchen Sie in der Endposition Hüfte und Becken nach vorne zu schieben.

Bew8: Faszienübung Armlinie

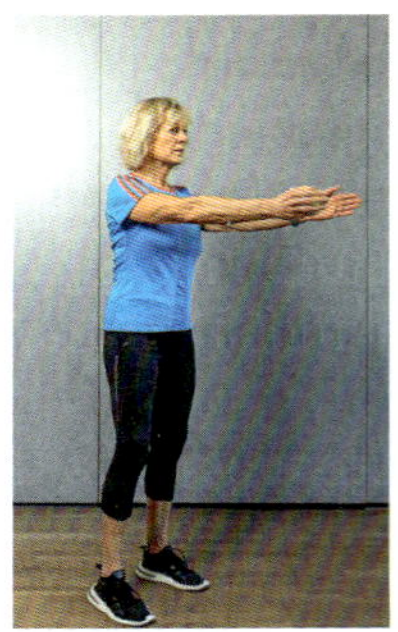
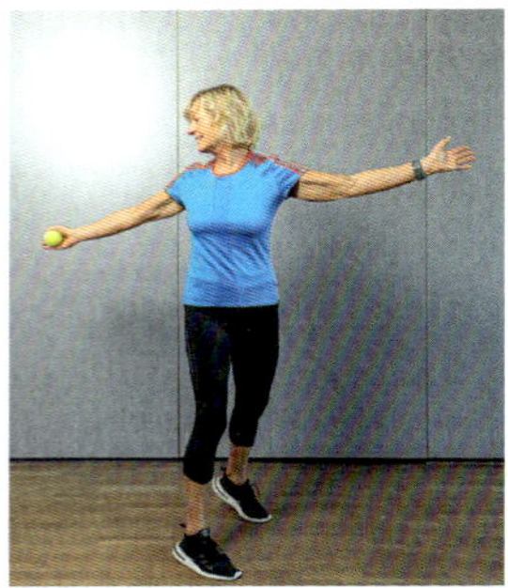
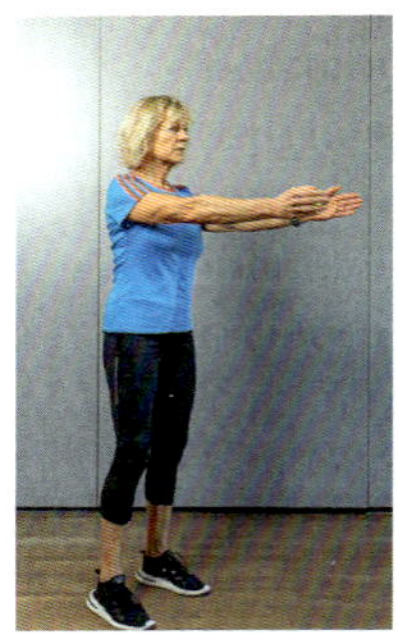
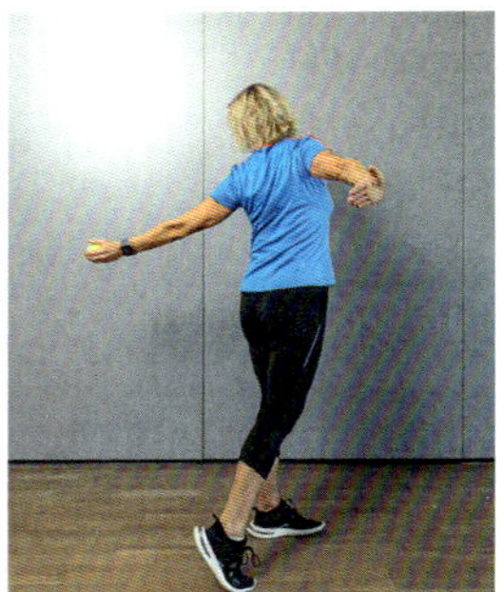

Bild 25 a-d: Faszien Armlinie

Geeignet für	Alle – insbesondere bei mangelnder Beweglichkeit in der Brustwirbelsäule und verkürzter Brustmuskulatur.
Kontraindikationen	Akute Entzündungen und starke Schmerzen.
Trainierte Muskeln	Dehnung der Faszienkette von den Fingern der einen Hand/Seite, über die Brustmuskulatur bis zur anderen Hand; Mobilisation der Brustwirbelsäule
Übungsbeschreibung	Stehen Sie schulterbreit und halten Sie einen kleinen Gegenstand vor dem Körper (z. B. Tennisball). Die Hand mit dem Ball drehen Sie bei gestrecktem Arm seitlich nach hinten. Der Blick folgt stets dem Ball. Der freie Arm bleibt nach vorne gestreckt, wobei die Fingerspitzen nach außen zeigen. Dann bewegen Sie den Arm mit dem Ball wieder nach vorne und übergeben ihn in die andere Hand. Die gleiche Bewegung zur Gegenseite ausführen (generell immer mit kleiner Bewegung beginnen und langsam steigern).
Wiederholungen	Wiederholen Sie die Übung 10- bis 20-mal. Führen Sie 2 Durchgänge aus.
Variation	Zu Beginn die Endposition jeweils 2 Sekunden halten. Später können Sie die Übung in einer kontinuierlichen, fließenden Bewegung ausführen. Zur Vereinfachung können Sie die Übung auch im Sitzen durchführen. Dafür möglichst einen Hocker verwenden, damit Sie auch die Bewegung nach hinten durchführen können. Zur Intensivierung können Sie ein leichtes Gewicht in der Hand halten. Außerdem darf die Übung bei sicherer Ausführung etwas schneller und flüssiger werden. Die Rotation wird dann über die Hüfte bis ins Sprunggelenk der Gegenseite durchgeführt (siehe Bild 25d).

Bew9: Laterale Faszienkette

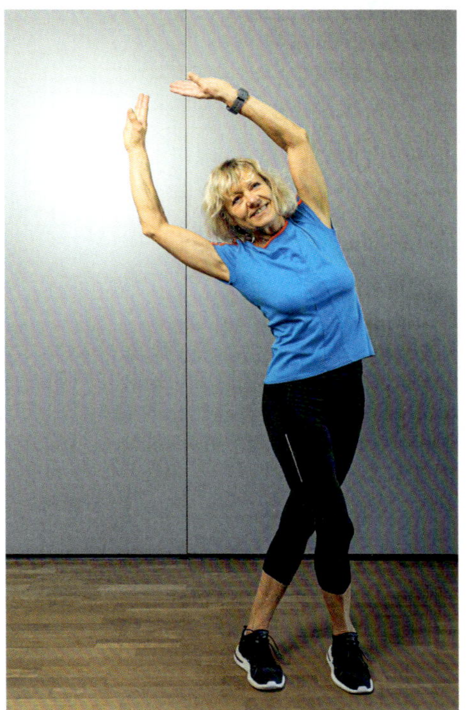

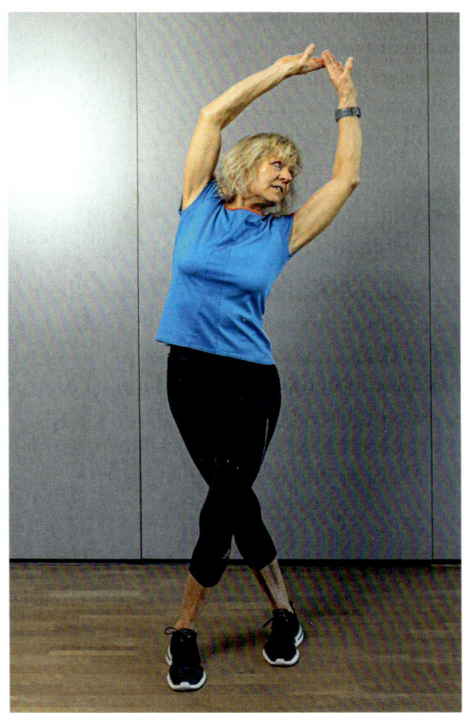

Bild 26 a-b: Faszien Laterallinie

Geeignet für	Alle
Kontraindikationen	Akute Entzündungen und starke Schmerzen.
Trainierte Muskeln	Dehnung der gesamten seitlichen Faszienkette (von der Fußaußenseite bis unter das Ohr); Mobilisation der Wirbelsäule.
Übungsbeschreibung	Stehen Sie aufrecht und kreuzen Sie hinten ein Bein zur Gegenseite. Lehnen Sie sich mit dem Oberkörper und gestreckten Armen in Richtung des hinteren Fußes. Es sollte sich ein leichter Bogen durch den gesamten Körper bilden. Dann wechseln Sie die Seite und der andere Fuß kreuzt nach hinten.
Wiederholungen	Wiederholen Sie die Übung 10-mal. Führen Sie 2 Durchgänge aus.
Variation	Sie können die Endposition 2–5 Sekunden halten und dabei auch sanft wippende Bewegungen ausführen. Oder Sie wechseln die Seiten in einer kontinuierlichen, fließenden Bewegung.

Bew10: Faszienübung Wadentreten

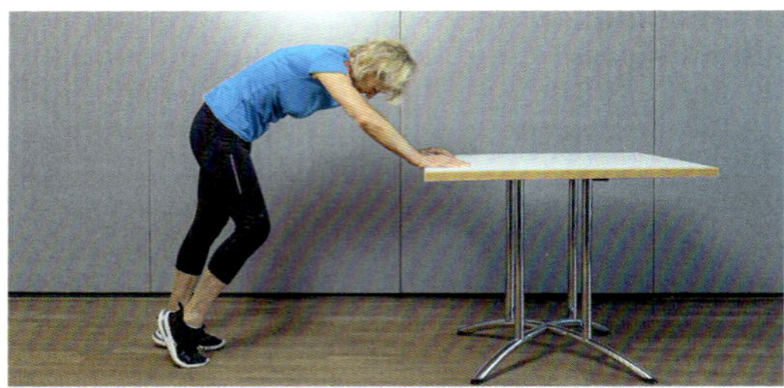

Bild 27 a: Wadentreten

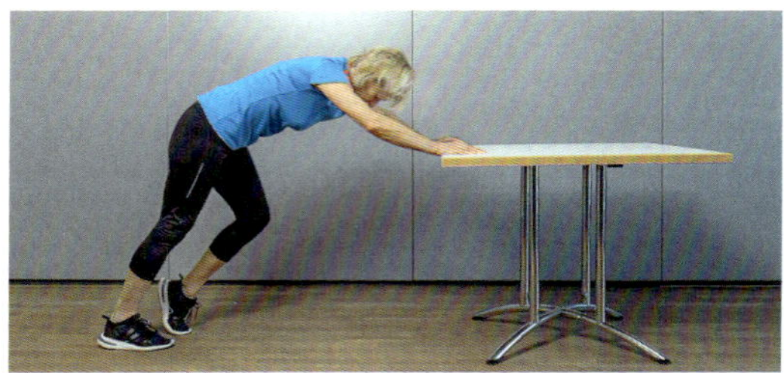

Bild 27 b: Steigerung 1

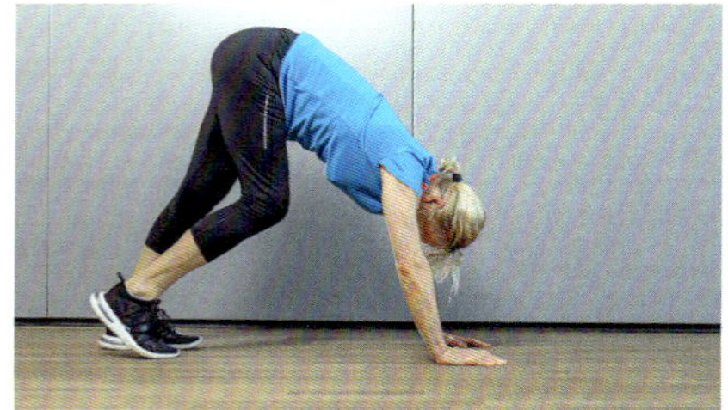

Bild 27 c: Steigerung 2

Geeignet für	Alle – insbesondere bei Verspannungen in der Wade.
Kontraindikationen	Keine
Trainierte Muskeln	Dehnung der hinteren Faszienkette mit Betonung der Wadenmuskulatur.
Übungsbeschreibung	Halten Sie sich mit etwas Abstand an einem stabilen Tisch/Stuhl fest. Schieben Sie Ihr Gesäß nach hinten und senken Sie Ihren Brustkorb nach unten. Den Blick richten Sie auf Ihre Fußspitzen. Sie sollten eine sanfte Dehnspannung an den Waden, der Oberschenkelrückseite und der Lendenwirbelsäule spüren (ansonsten vergrößern Sie den Abstand zum Tisch/Stuhl). Jetzt heben Sie im fließenden Seitenwechsel die Fersen ab. Während Sie eine Ferse Richtung Boden drücken, versuchen Sie das Knie dieser Seite komplett zu strecken.
Wiederholungen	Wiederholen Sie die Übung 20-mal. Führen Sie 2 Durchgänge aus.
Variation	Sie können die Endposition 2 Sekunden halten oder Sie wechseln die Seiten in einer kontinuierlichen, fließenden Bewegung. Zum Intensivieren können Sie den Abstand der Füße zu den Händen vergrößern oder eine niedrigere Stützposition suchen (siehe Bilder 27 b/27 c).

6.2 Koordination und Sensomotorik

Im Koordinationstraining wird das Zusammenspiel zwischen der Muskulatur und den Nerven trainiert. Dazu gehören z. B. die Körperkontrolle und das Gleichgewicht, aber auch die Orientierung im Raum, das Rhythmusgefühl, die Reaktionsfähigkeit auf bestimmte Reize und die Lageveränderung des Körpers im Raum. Beim sensomotorischen Training handelt es sich um eine Sonderform des koordinativen Trainings, welches sich vor allem an die sogenannten Propriozeptoren, also die kleinen Rezeptoren in den Muskeln und Gelenken richtet.

Koordinationsübungen (Ko) und Sensomotorik

- Ko1: Fingerkoordination
- Ko2: Handfindung
- Ko3: Gehvariationen
- Ko4: Fußlängsgewölbe trainieren
- Ko5: Ausfallschritt mit Rotation
- Ko6: Einbeinstand auf Kissen

Ko1: Fingerkoordination

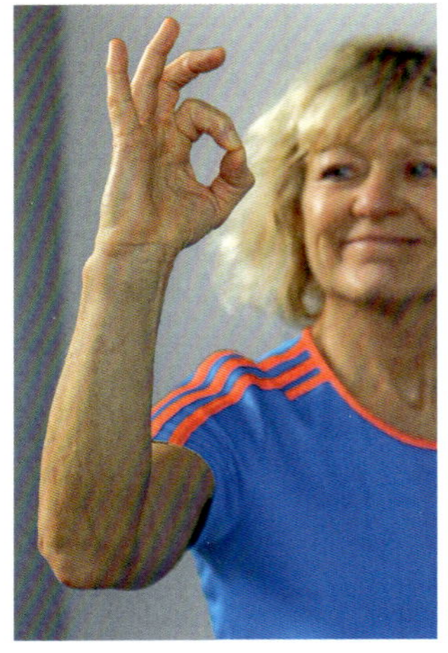
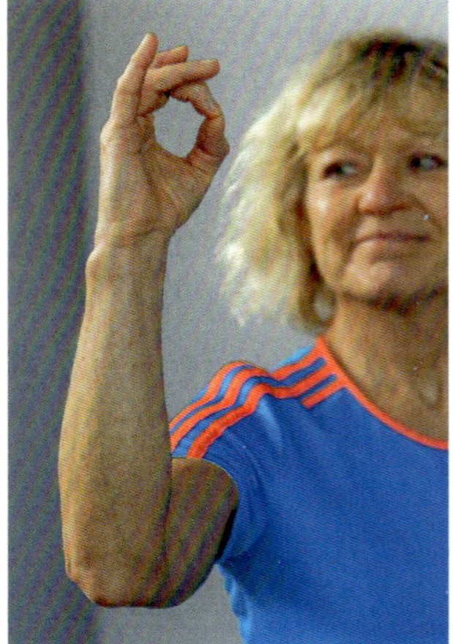
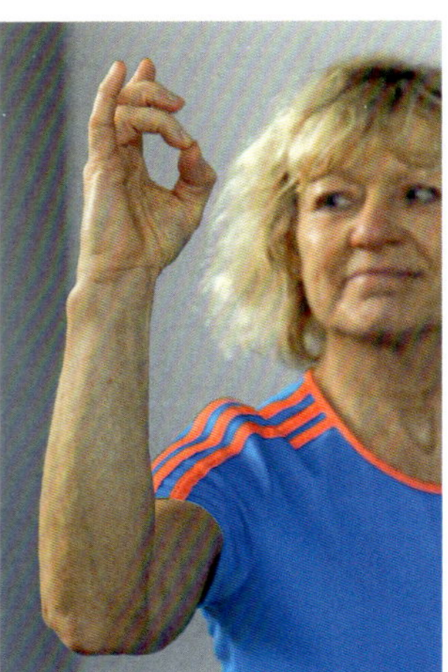

Bild 28 a-c: Fingerkreise

Geeignet für	Alle
Kontraindikationen	Keine
Trainierte Muskeln	Koordination der Fingerbeugemuskulatur.
Übungsbeschreibung	Stellen Sie sich in einen aufrechten Stand oder setzen Sie sich auf einen Stuhl. Ihre Finger und Hände können nun verschiedene Übungen durchführen. Fangen Sie zunächst mit einer Hand an: Die einzelnen Fingerkuppen berühren sich nacheinander (Daumen-Zeigefinger, Daumen – Mittelfinger, Daumen – Ringfinger, Daumen – kleiner Finger). Dabei sollten die Finger einen möglichst runden und großen Kreis bilden. Dann führen Sie diese Bewegung rückwärts aus (Daumen – kleiner Finger, Daumen – Ringfinger, Daumen – Mittelfinger, Daumen – Zeigefinger)
Wiederholungen	Führen Sie nun diese Übung mit beiden Händen gleichzeitig durch.
Variation	Jede Variation 2- bis 3-mal durchführen. Sie können bei jedem Fingerkreis 3 Sekunden Druck auf die Fingerspitzen ausüben. Oder Sie bewegen die rechte und die linke Hand gegengleich. Eine andere Variation wäre das Hase-Pistolen-Spiel. Dabei wird mit einer Hand eine Pistole und mit der anderen Hand ein Hase simuliert. Dann erfolgt der Wechsel. Ziel ist es dann, den Wechsel möglichst schnell zu vollziehen.

Ko2: Handfindung

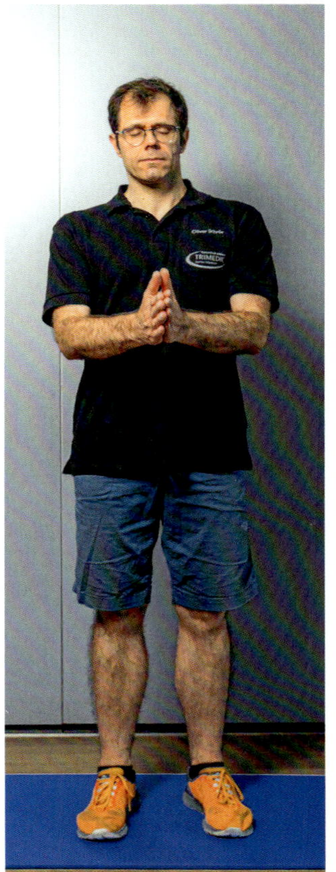
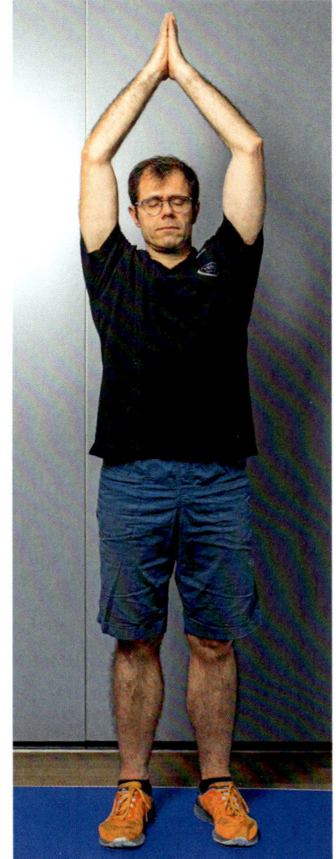
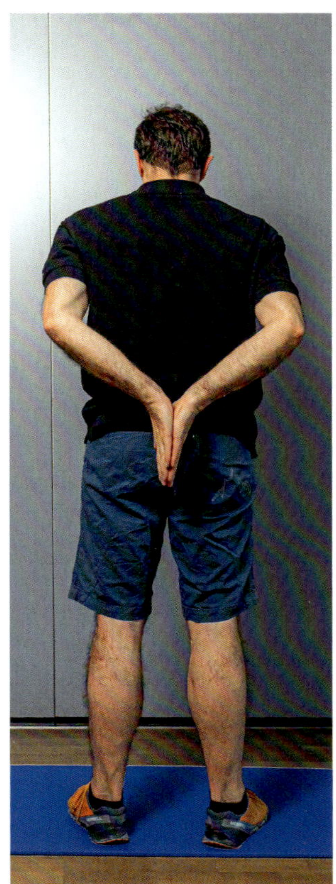

Bild 29 a–c: Handfindung

Geeignet für	Alle
Kontraindikationen	Keine
Trainierte Muskeln	Propriozeptoren der Arme und Hände.
Übungsbeschreibung	Stellen Sie sich in einen aufrechten Stand. Schließen Sie die Augen. Führen Sie nun mit geschlossenen Augen beide Hände vor, dann über und schließlich hinter dem Körper zusammen. Dabei sollen sich die Handflächen beider Hände berühren.
Wiederholungen	Wiederholen Sie die Übung 15-mal langsam und kontrolliert. Führen Sie 2 Durchgänge aus.
Variation	Die Übung kann auch so durchgeführt werden, dass sich nur die Fingerspitzen oder nur die Zeigefinger der Hände berühren.

Ko3: Gehvariationen

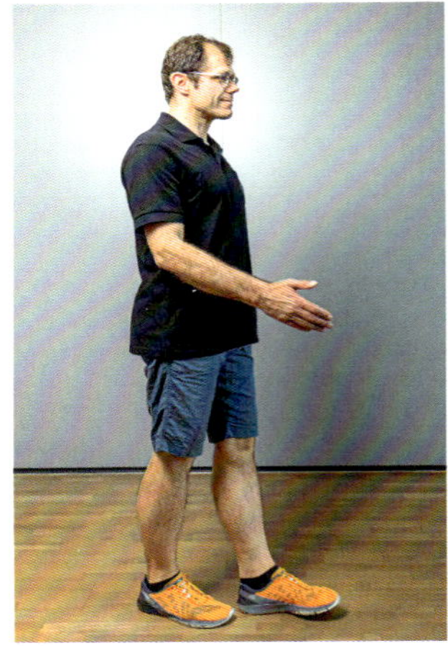

Bild 30 a: Seiltänzergang

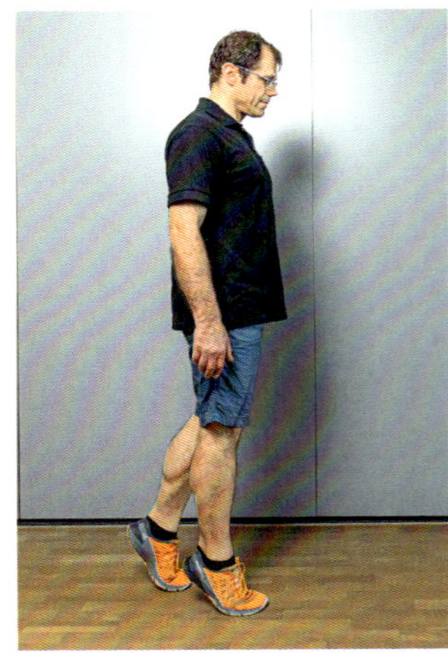

Bild 30 b: Zehenspitzengang

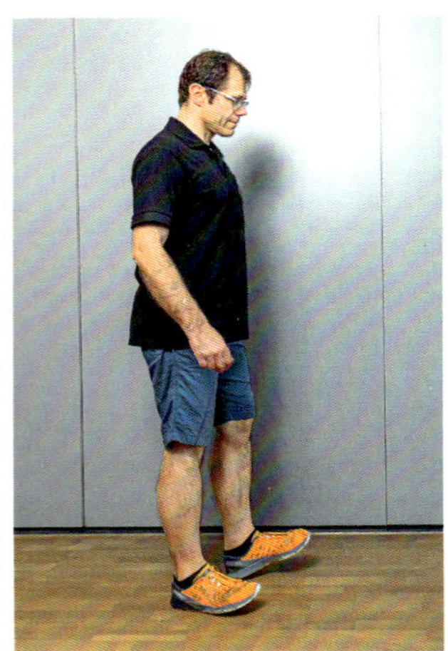

Bild 30 c: Fersengang

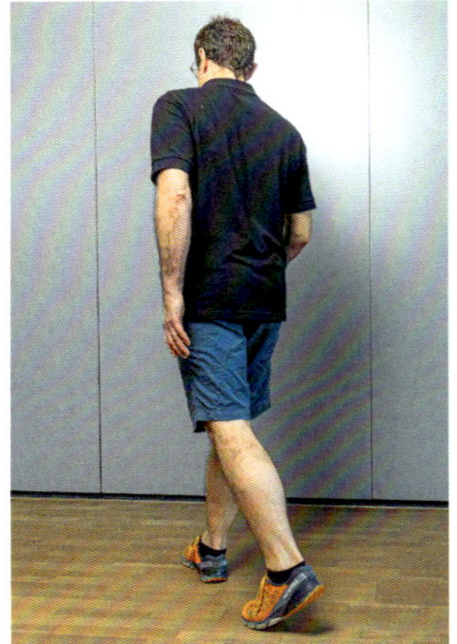

Bild 30 d: Rückwärts gehen

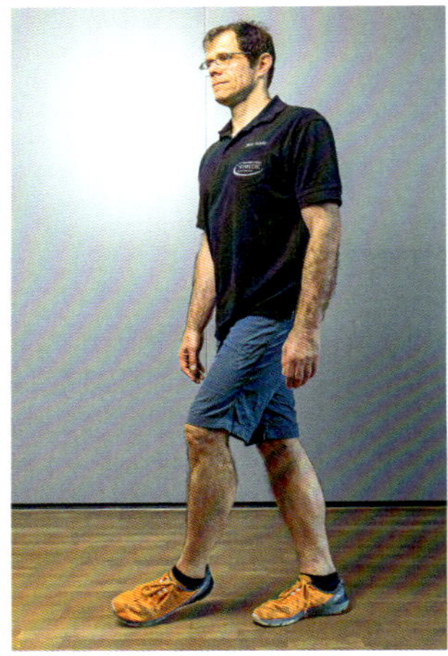

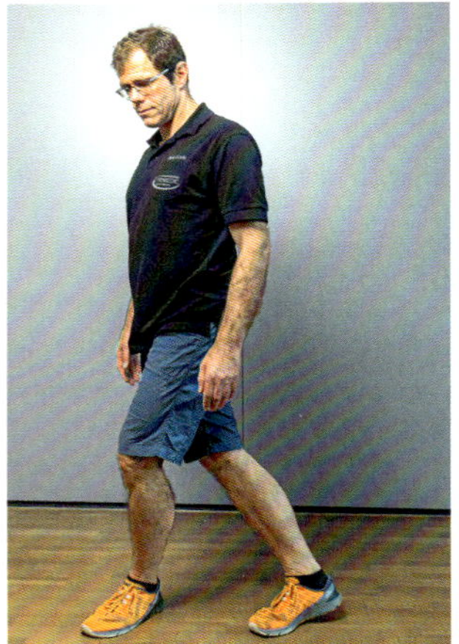

Bild 30 e-f: Überkreuz gehen

Geeignet für	Alle
Kontraindikationen	Keine
Trainierte Muskeln	Gesamtkörperkoordination und Aktivierung der Haltemuskulatur.
Übungsbeschreibung	Suchen Sie sich draußen, z. B. in Ihrem Garten, eine mindestens 10 Meter lange Strecke, die Sie mehrfach ablaufen können. Alternativ können Sie diese Gehvariationen auch bei einem Spaziergang oder einer Walking-Einheit integrieren.

Übungsbeschreibung	Dabei sollten Sie folgende Gehvariationen ausprobieren: ▸ Kleine Schritte – große Schritte ▸ Seiltänzergang (Ferse-Fußspitze) ▸ Zehenspitzengang ▸ Fersengang ▸ Rückwärts gehen ▸ Seitwärts gehen mit/ohne Überkreuzung der Beine
Wiederholungen	Wiederholen Sie jede Variation 2- bis 3-mal.

Ko4: Fußlängsgewölbe trainieren

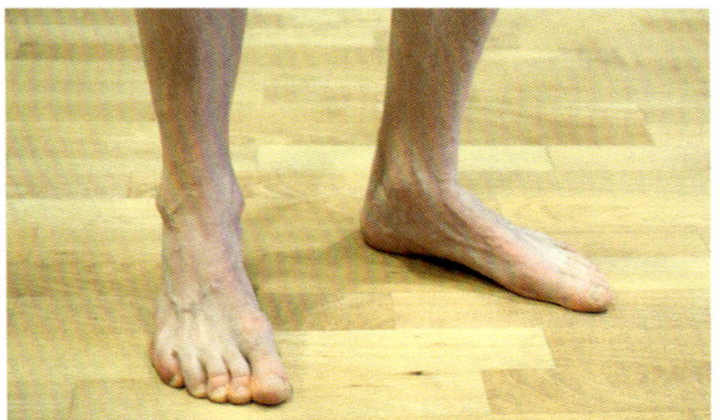

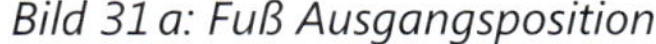

Bild 31 a: Fuß Ausgangsposition

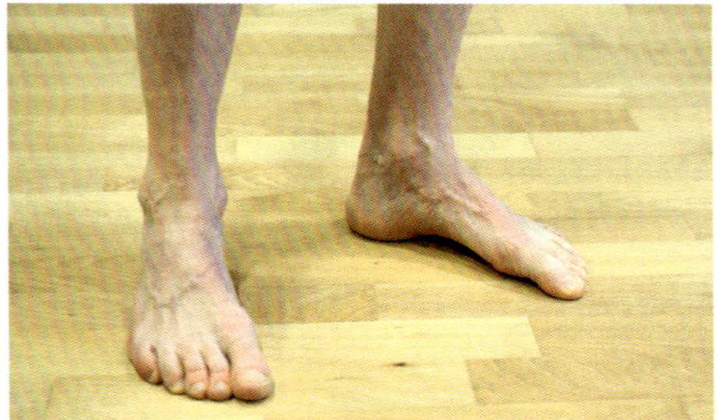

Bild 31 b: Fuß Endposition

Geeignet für	Alle
Kontraindikationen	Keine
Trainierte Muskeln	Stabilisation und Koordination der Fußmuskulatur.
Übungsbeschreibung	Stellen Sie sich in einen aufrechten Stand (barfuß oder mit Socken), die Beine sind etwa hüftbreit geöffnet. Richten Sie nun das Fußgewölbe beider Füße aktiv auf und spüren Sie, wie die Füße an der Außenkante und am großen Zeh Kontakt mit dem Boden haben.
Wiederholungen	Wiederholen Sie die Aufrichtung des Fußgewölbes 15-mal langsam und kontrolliert und verharren Sie dann mindestens 5 Sekunden in der Endposition.
Variation	Die Übung kann auch im Einbeinstand erfolgen. Versuchen Sie die Übung in Ihren Alltag zu integrieren. Richten Sie Ihr Fußgewölbe wie beschrieben auf (beim Zähne putzen, in der Schlange an der Kasse, beim Kochen etc.). Zur Intensivierung der Übung könnten Sie sich auch beidseitig oder einseitig auf eine Mattenkante stellen und das Gewicht nach vorne oder hinten verlagern.

Ko5: Ausfallschritt mit Rotation

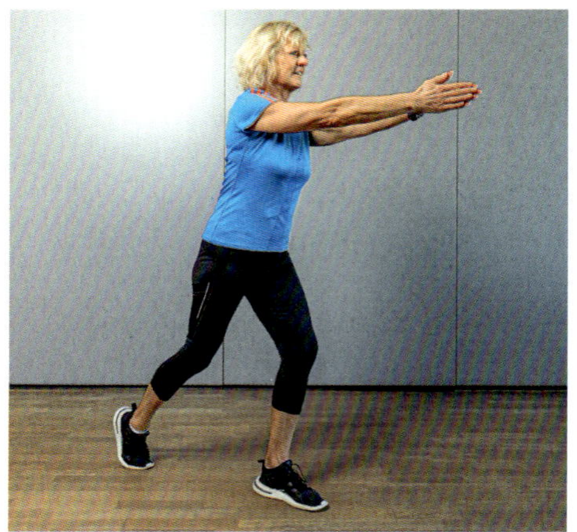

Bild 32 a: Rotation (Ausgangsposition)

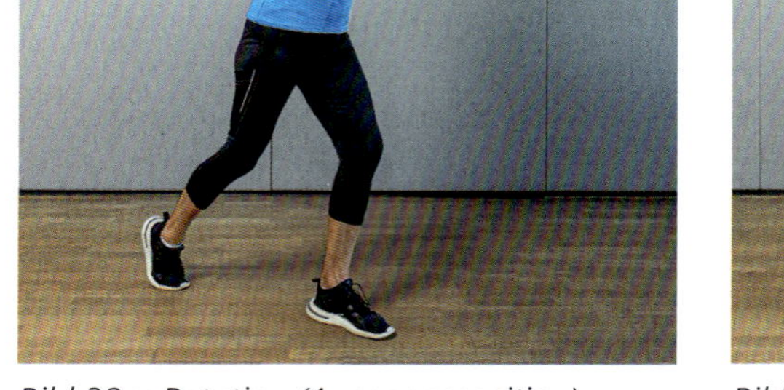

Bild 32 b: Rotation (Endposition)

Geeignet für	Alle
Kontraindikationen	Akute Entzündungen und starke Schmerzen.
Trainierte Muskeln	Koordination und Sensomotorik der Fuß- und Beinmuskeln; Gleichgewicht.
Übungsbeschreibung	Stellen Sie sich in einen Ausfallschritt (beide Fußspitzen zeigen nach vorne, beim hinteren Fuß ist die Ferse abgehoben). Strecken Sie beide Arme nach vorne aus. Jetzt führen Sie einen Arm seitlich nach hinten und bringen ihn langsam wieder nach vorne. Dann die gleiche Bewegung mit dem anderen Arm ausführen. Versuchen Sie das Gleichgewicht zu halten (am besten mit Kontrolle der Beinachse im Spiegel). Achten Sie auf die korrekte Fußstellung wie in Übung Ko4 auf der vorherigen Seite beschrieben.
Wiederholungen	Wiederholen Sie die Übung 10-mal mit Konzentration auf die Beinachse (das vordere Knie darf nicht nach innen oder außen ausweichen). Wechseln Sie danach das vordere Bein. Führen Sie jeweils 2 Durchgänge aus.
Variation	Die Übung wird anspruchsvoller, wenn Sie mit dem Kopf der Bewegung des Arms folgen. Zum Intensivieren können Sie den Ausfallschritt weiter machen und tiefer in die Knie gehen. Sie können den vorderen Fuß auch auf eine instabile Unterlage stellen (Kissen oder gefaltetes Handtuch). Für Anspruchsvolle können bei dieser Übung auch die Augen geschlossen werden.

Ko6: Einbeinstand auf Kissen

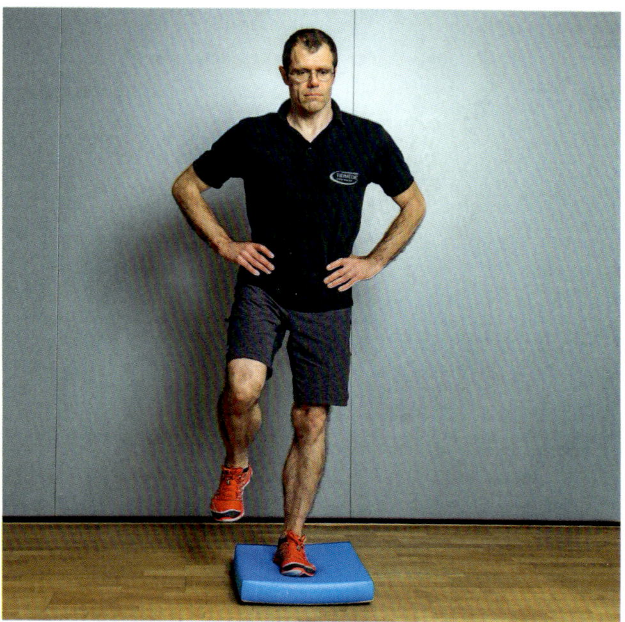

Bild 33: Einbeinstand

Geeignet für	Alle
Kontraindikationen	Akute Entzündungen und starke Schmerzen.
Trainierte Muskeln	Koordination und Sensomotorik der Fuß- und Beinmuskeln; Gleichgewicht.
Übungsbeschreibung	Stellen Sie sich vor eine weiche Unterlage (Kissen, gefaltetes Handtuch). Machen Sie einen Schritt in die Unterlage und bleiben Sie auf einem Bein stehen. Versuchen Sie das Gleichgewicht zu halten (am besten mit Kontrolle der Beinachse im Spiegel). Achten Sie auf ein aufgerichtetes Fußgewölbe wie in Übung Ko4 beschrieben.
Wiederholungen	Wiederholen Sie die Übung 10-mal mit Konzentration auf die Beinachse und versuchen Sie mindestens 5 Sekunden zu stehen. Wechseln Sie danach die Seite. Führen Sie jeweils 2 Durchgänge aus.
Variation	Variieren Sie die Unterlage (je weicher und labiler die Unterlage, desto schwieriger die Übung). Versuchen Sie, während dem Einbeinstand den Kopf langsam nach rechts und links zu drehen oder die Augen zu schließen.

6.3 Krafttraining für zu Hause

Krafttraining sollte ein regelmäßiger Bestandteil Ihrer sportlichen Einheiten werden. Bei den Kräftigungsübungen geht es darum, abgeschwächte Muskelgruppen gezielt aufzubauen und muskulären Dysbalancen frühzeitig entgegenzuwirken.

Ein ausreichend hohes Kraftniveau ist für eine gute Lebensqualität unabdingbar. Mit den folgenden Übungen werden Sie schnell spüren, wie Ihre Leistungsfähigkeit im Alltag und im Sport zunimmt.

Die Kraftübungen müssen vom Anstrengungsgrad etwas anstrengend sein, nur dann sind sie auch effektiv. Sobald Ihnen eine Übung leichtfällt, erhöhen Sie bitte den Schwierigkeitsgrad oder die Wiederholungszahl. Schmerzen oberhalb einer gewissen Grenze z. B. 6 von 10 während oder nach der Übung dürfen allerdings nicht entstehen. Wählen Sie in solchen Fällen eine alternative Übung oder reduzieren Sie den Schwierigkeitsgrad.

Kräftigungsübungen (Kra)

- Kra1: Kniebeugen
- Kra2: Step up
- Kra3: Ausfallschritt
- Kra4: Liegestütze (Wandstütz)
- Kra5: Unterarmstütz
- Kra6: Beckenheben in Rückenlage
- Kra7: Untere Bauchmuskulatur
- Kra8: Schulteralphabet
- Kra9: Ruderzug mit Gummiband
- Kra10: Handgelenk- und Unterarmmuskulatur

Kra1: Kniebeugen

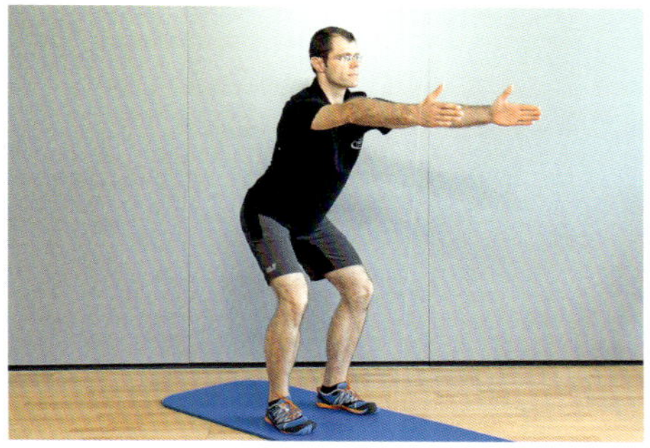

Bild 34 a: Kniebeuge (Ausgangsposition)

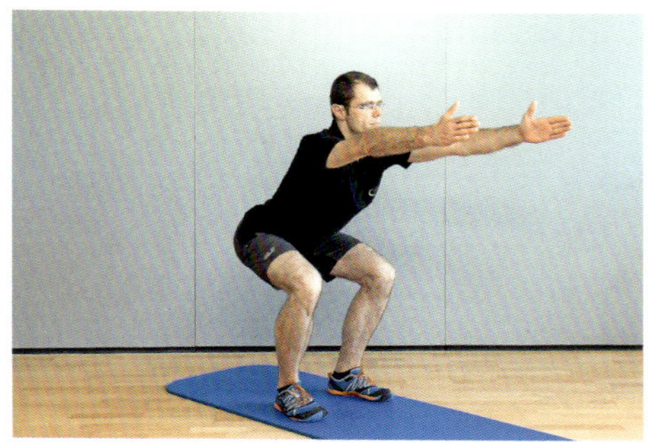

Bild 34 b: Kniebeuge (Endposition)

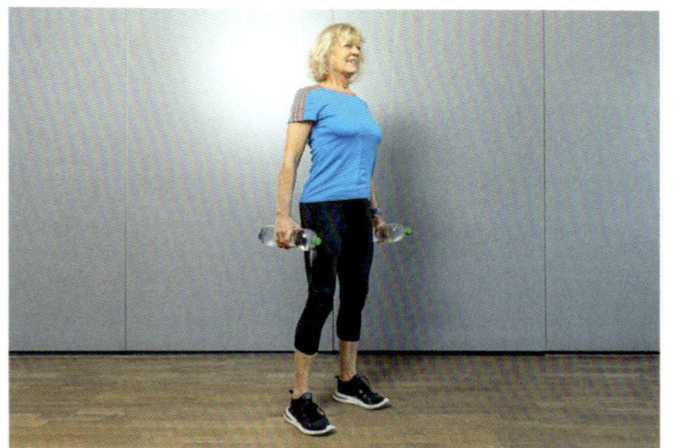

Bild 35 a: Kniebeuge mit Gewicht (Ausgangsposition)

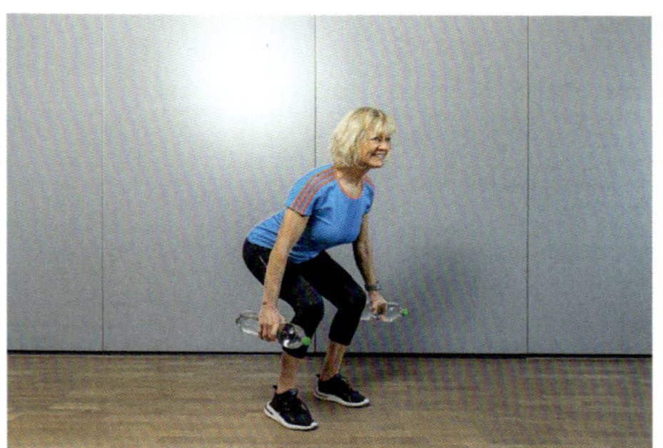

Bild 35 b: Kniebeuge mit Gewicht (Endposition)

Geeignet für	Alle
Kontraindikationen	Akute Entzündungen und starke Schmerzen.
Trainierte Muskeln	Kräftigung der Oberschenkel- und Gesäßmuskulatur.
Übungsbeschreibung	Stellen Sie sich in einen hüftbreiten Stand. Die Füße stehen dabei parallel zueinander. Senken Sie nun das Gesäß ab, als wollten Sie sich auf einen Stuhl setzen und strecken Sie die Arme nach vorne aus. Beugen Sie die Knie maximal bis zu einem Winkel von ca. 90°. Sollten vorher Schmerzen auftreten, gehen Sie nicht weiter in die Beugung. Achten Sie darauf, dass Sie während der gesamten Übung Ihre Fußspitzen sehen können.
Wiederholungen	Wiederholen Sie die Übung 10- bis 20-mal. Führen Sie 3 Durchgänge aus.
Variation	Befestigen Sie ein Gummiband oberhalb der Kniegelenke und halten Sie dies während der gesamten Übung auf Spannung. Zum Intensivieren können Sie rechts und links leichte Gewichte in den Händen halten (siehe Bilder).

Kra2: Step up

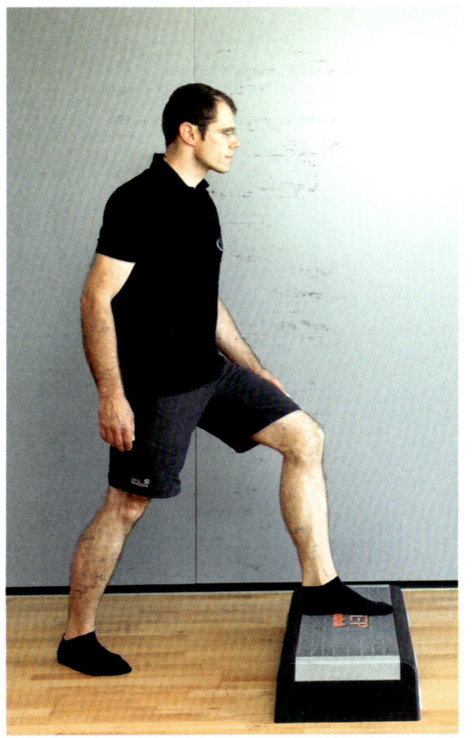

Bild 36 a: Step up (Ausgangsposition)

Bild 36 b: Step up (Endposition)

Geeignet für	Alle
Kontraindikationen	Akute Entzündungen und starke Schmerzen.
Trainierte Muskeln	Kräftigung der Oberschenkelmuskulatur; Gleichgewicht.
Übungsbeschreibung	Stellen Sie sich vor eine Stufe oder einen kleinen Hocker (alternativ geht auch eine umgedrehte stabile Wasserkiste). Steigen Sie nun ohne Schwung auf die Stufe und heben Sie das freie Bein nach oben. Bleiben Sie mit leicht gebeugtem Kniegelenk im Standbein für 2 Sekunden stehen. Dann gehen Sie kontrolliert in die Ausgangsposition zurück und wiederholen die Bewegung.
Wiederholungen	Wiederholen Sie die Übung 10-mal, dann wechseln Sie die Seite. Führen Sie jeweils 2 Durchgänge aus.
Variation	Je höher die Stufe, desto mehr Kraft müssen Sie aufwenden. Zum Intensivieren können Sie auch mit einem größerem Ausfallschritt starten und tiefer in die Kniebeuge gehen.

Kra3: Ausfallschritt

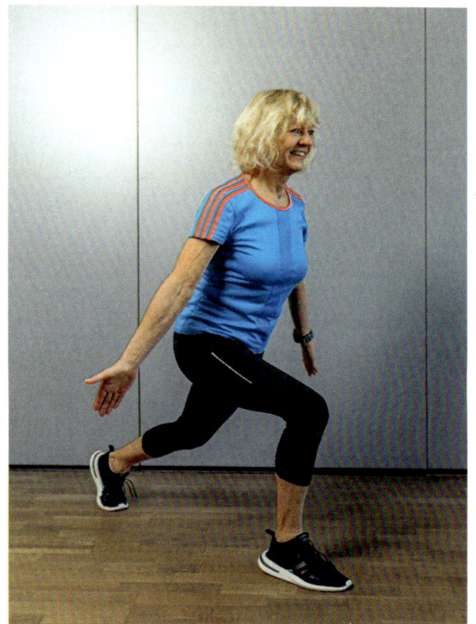

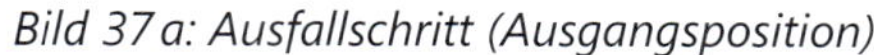

Bild 37 a: Ausfallschritt (Ausgangsposition)

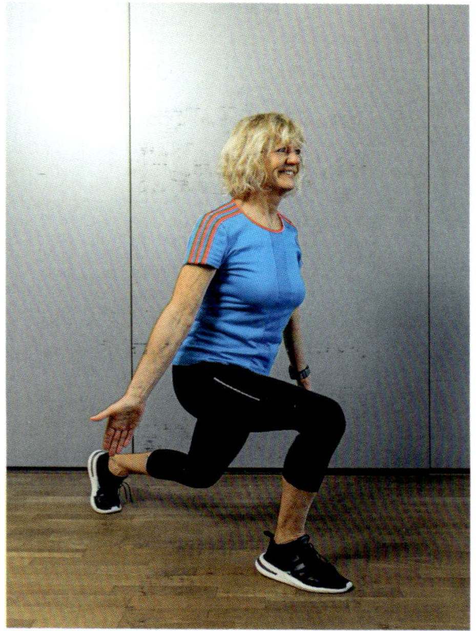

Bild 37 b: Ausfallschritt (Endposition)

Geeignet für	Alle
Kontraindikationen	Akute Entzündungen und starke Schmerzen.
Trainierte Muskeln	Kräftigung der Oberschenkel- und Gesäßmuskulatur.
Übungsbeschreibung	Stellen Sie sich in einen Ausfallschritt (beide Fußspitzen zeigen nach vorne, beim hinteren Fuß ist die Ferse abgehoben). Die Schrittweite so wählen, dass es sich für Sie angenehm anfühlt. Jetzt bewegen Sie das hintere Knie in Richtung Boden. Das vordere Knie wird gebeugt. Auch hier gehen Sie nur so weit, wie es für Sie angenehm ist. Dann bewegen Sie sich wieder kontrolliert und langsam nach oben.
Wiederholungen	Wiederholen Sie die Übung 8- bis 12-mal, dann wechseln Sie die Seite. Führen Sie 2 Durchgänge aus.
Variation	Variieren Sie die Weite des Ausfallschritts (bei einem kurzen Ausfallschritt betonen Sie die Oberschenkelmuskulatur; bei einer weiten Schrittstellung betonen Sie die Gesäßmuskulatur). Zum Intensivieren können Sie rechts und links leichte Gewichte in den Händen halten.

Kra4: Liegestütze (Wandstütz)

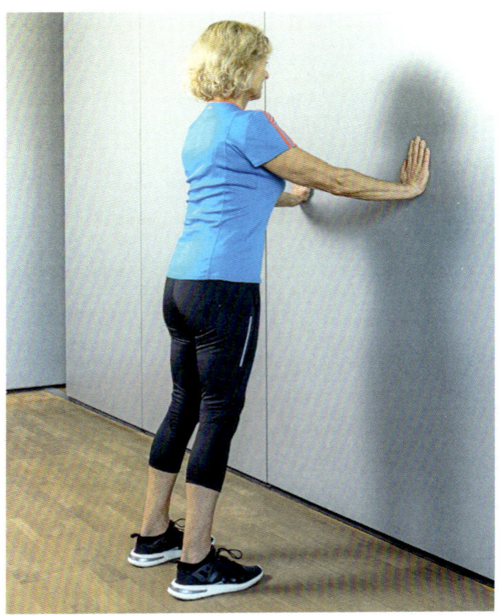

Bild 38 a: Wandstütz (Ausgangsposition)

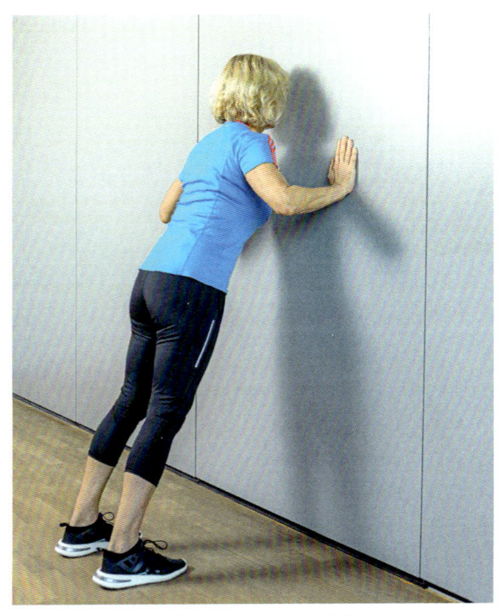

Bild 38 b: Wandstütz (Endposition)

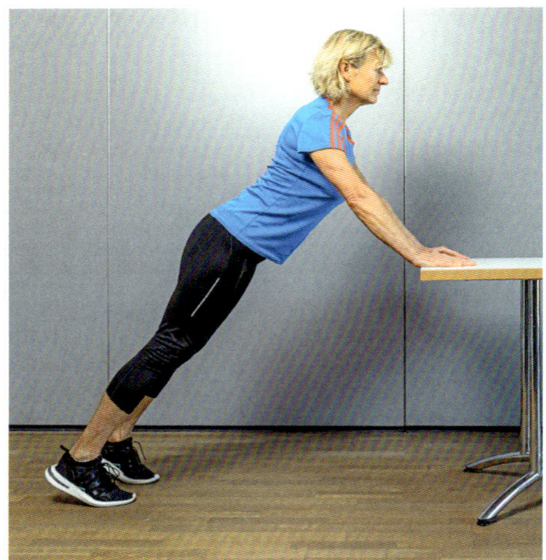

Bild 39 a: Liegestütz (Ausgangsposition)

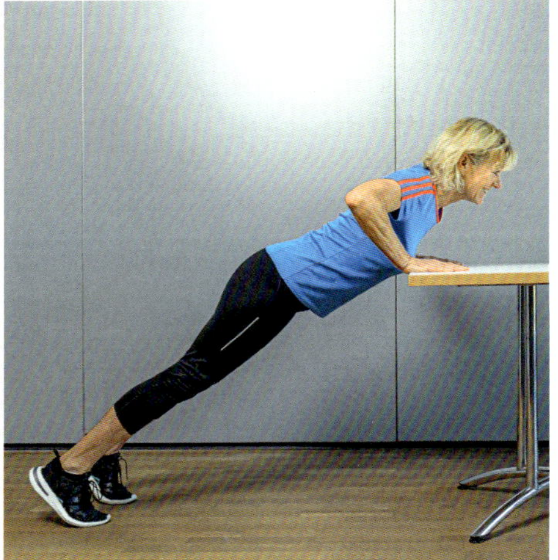

Bild 39 b: Liegestütz (Endposition)

Geeignet für	Alle
Kontraindikationen	Akute Entzündungen und starke Schmerzen.
Trainierte Muskeln	Kräftigung der Brust-, Arm- und Schultermuskulatur; Rumpfstabilisation.

Übungsbeschreibung	Stellen Sie sich an eine Wand oder eine Bank und stützen Sie sich mit beiden Armen ab. Je höher Sie sich abstützen, desto einfacher ist es. Machen Sie nun in Ihrer individuellen Position Liegestützen. Gehen Sie dabei vorsichtig nach unten und oben. Gehen Sie nur so weit nach unten, wie Sie die Bewegung noch kontrolliert und ohne Beschwerden durchführen können. Achten Sie darauf, dass Ihr Rücken gerade bleibt und nie durchhängt.
Wiederholungen	Wiederholen Sie die Übung 8- bis 15-mal. Führen Sie 3 Durchgänge aus.
Variation	Variieren Sie die Abstützhöhe. Je höher, desto einfacher. Sie können auch die Weite der Handstellung variieren (eine breite Stellung betont die Brustmuskulatur; eine engere Stellung betont die Armstreckmuskulatur).

Kra5: Unterarmstütz

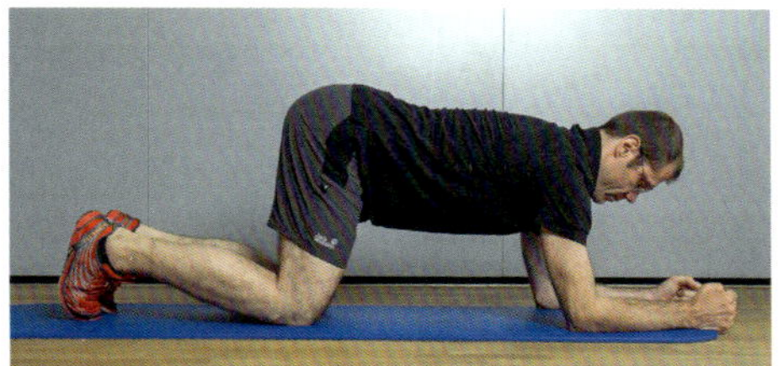

Bild 40 a: Unterarmstütz (Ausgangsposition)

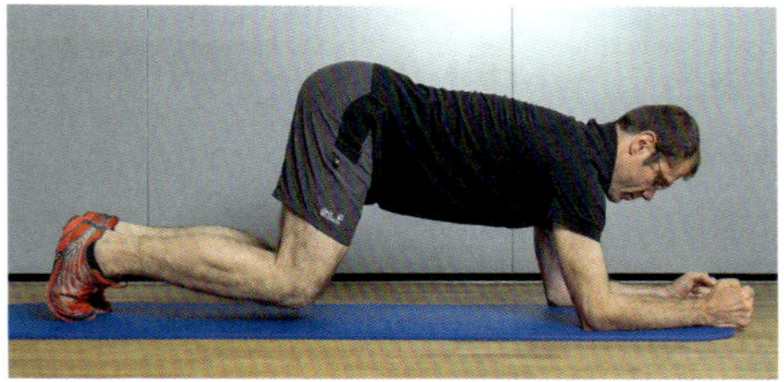

Bild 40 b: Unterarmstütz (Endposition)

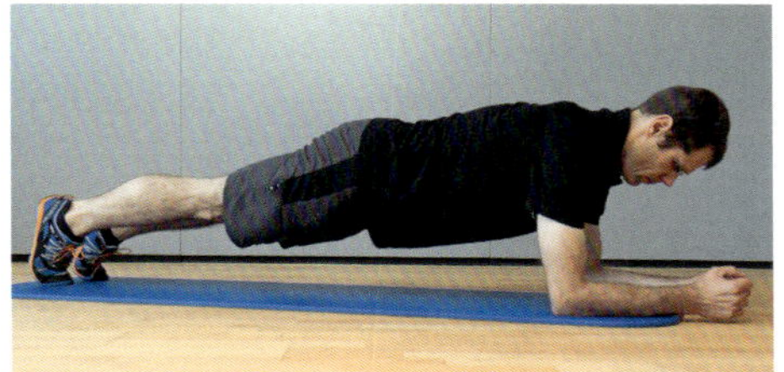

Bild 40 c: Unterarmstütz gestreckt (Steigerung)

Geeignet für	Alle
Kontraindikationen	Akute Entzündungen und starke Schmerzen.
Trainierte Muskeln	Kräftigung der Bauchmuskulatur, Schultergürtel und Rumpfstabilität.

Übungsbeschreibung	Gehen Sie in den Vierfüßlerstand. Stützen Sie Ihre Unterarme auf (legen Sie evtl. ein Kissen unter). Heben Sie nun beide Knie wenige Zentimeter vom Boden ab und halten Sie die Spannung. Atmen Sie dabei kontinuierlich weiter. Achten Sie darauf, dass Ihr Rücken gerade bleibt und nie durchhängt.
Wiederholungen	Beginnen Sie mit einer Haltedauer von 10 Sekunden und führen Sie die Übung 5-mal aus. Steigern Sie bis zu 5-mal 20 Sekunden (Schaffen Sie dies ohne Probleme, können Sie eine der Variationen ausführen).
Variation	Sie können die gleiche Übung mit den Unterarmen auf einem Gymnastikball ausführen. Zum Intensivieren lassen Sie den gesamten Körper eine gerade Linie bilden (siehe Bild). Sie können auch versuchen, die Füße abwechselnd vom Boden abzuheben. Alternativübung: nachfolgende Übung

Kra6: Untere Bauchmuskulatur

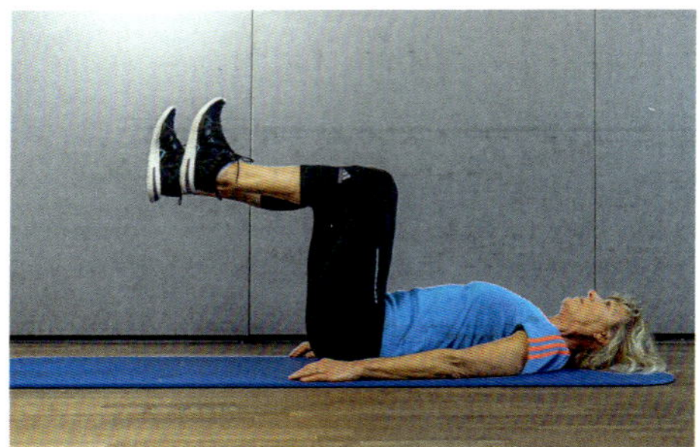

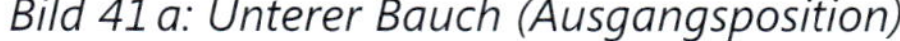

Bild 41 a: Unterer Bauch (Ausgangsposition)

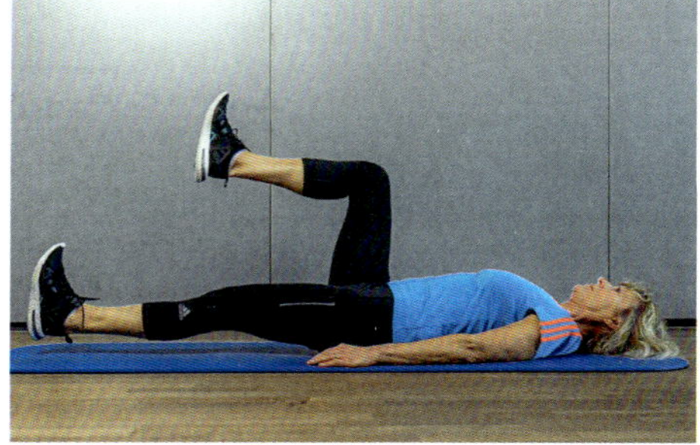

Bild 41 b: Unterer Bauch (Endposition)

Geeignet für	Alle
Kontraindikationen	Akute Entzündungen und starke Schmerzen.
Trainierte Muskeln	Kräftigung Bauchmuskulatur, Oberschenkelmuskulatur und Hüftbeuger.
Übungsbeschreibung	Legen Sie sich auf den Rücken und winkeln Sie beide Beine 90° an. Die Arme liegen locker neben dem Körper, den unteren Bauch ziehen Sie leicht ein (Bauchnabel nach innen drücken). Strecken Sie jetzt ein Bein nach vorne weg. Den unteren Bauch

	spannen Sie dabei fest an (es darf keine größere Lücke zwischen Lendenwirbelsäule und Boden entstehen). Dann holen Sie das Bein zurück und strecken die andere Seite. Fangen Sie mit kleinen Bewegungen an. Den unteren Rücken sollten Sie dabei immer unter Kontrolle haben. Wenn Sie merken, dass Ihr unterer Rücken zu sehr vom Boden abhebt, dann gehen Sie nicht so weit mit dem Bein nach vorne-unten und lassen mehr Abstand zum Boden.
Wiederholungen	Wiederholen Sie die Übung 10- bis 20-mal. Führen Sie 3 Durchgänge aus.
Variation	Sie können sich bei der Übung auch ein kleines Kissen unter den Hinterkopf legen. Zum Intensivieren berühren Sie mit der Ferse nur ganz kurz den Boden und halten Sie das Bein in der Luft.

Kra7: Beckenheben in Rückenlage

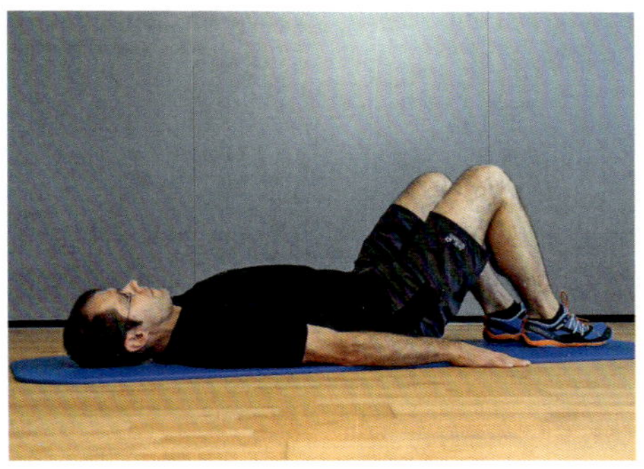

Bild 42 a: Beckenheben (Ausgangsposition)

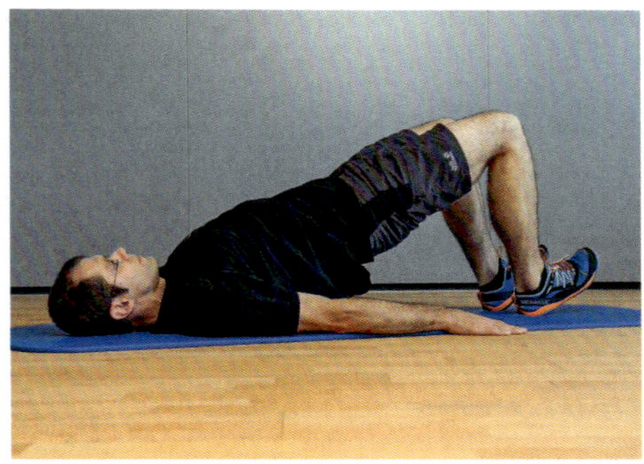

Bild 42 b: Beckenheben (Endposition)

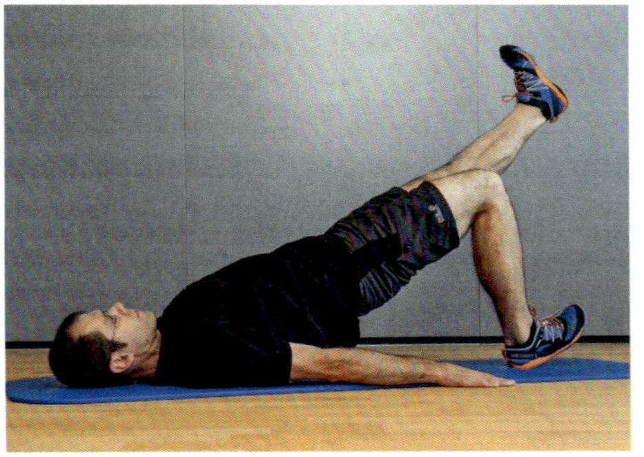

Bild 42 c: Beckenheben (Steigerung)

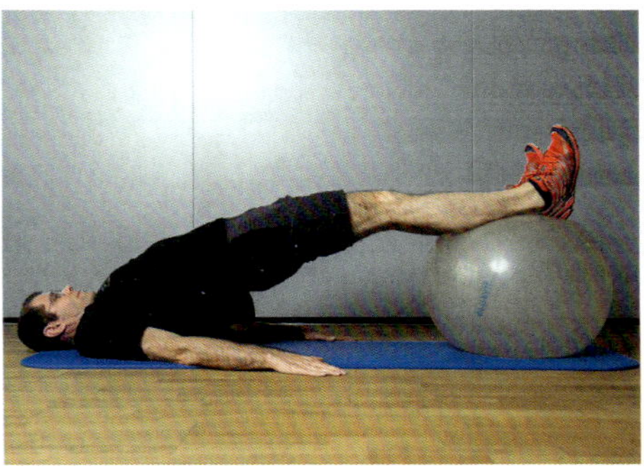

Bild 42 d: Beckenheben (Variation)

Geeignet für	Alle
Kontraindikationen	Akute Entzündungen und starke Schmerzen.
Trainierte Muskeln	Kräftigung der Rückenmuskulatur, Gesäß und Oberschenkelrückseite.
Übungsbeschreibung	Legen Sie sich auf den Rücken und stellen Sie Ihre Füße auf. Die Arme liegen locker neben dem Körper. Heben Sie nun das Becken vom Boden an, bis Oberkörper und Oberschenkel eine Linie bilden. Spannen Sie die Gesäßmuskulatur an und heben Sie die Fußspitzen vom Boden ab (falls Sie zu Krämpfen neigen, lassen Sie die Fußspitzen am Boden).
Wiederholungen	Beginnen Sie mit einer Haltedauer von 10 Sekunden und führen Sie die Übung 5-mal aus. Steigern Sie bis zu 5-mal 20 Sekunden (Schaffen Sie dies ohne Probleme, können Sie eine der Variationen ausführen).
Variation	Zum Intensivieren können Sie abwechselnd ein Bein nach vorne strecken (siehe Bild 42c). Das Becken darf dabei nicht ausweichen. Sie können das Beckenheben auch mit den Waden auf einem Gymnastikball liegend ausführen (siehe Bild 42d).

Kra8: Schulteralphabet

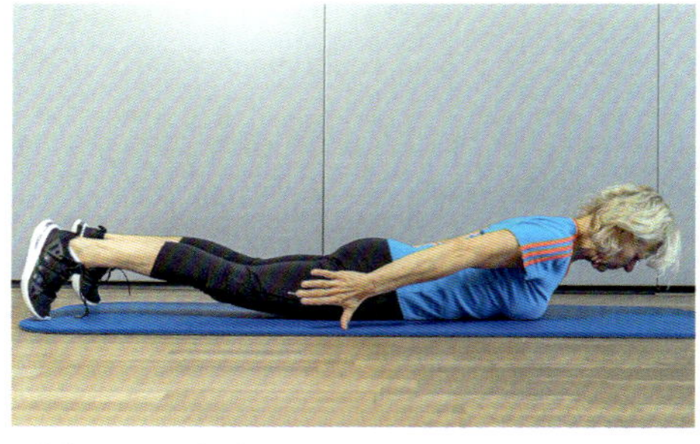

Bild 43a: Schulter I's (Ausgangsposition)

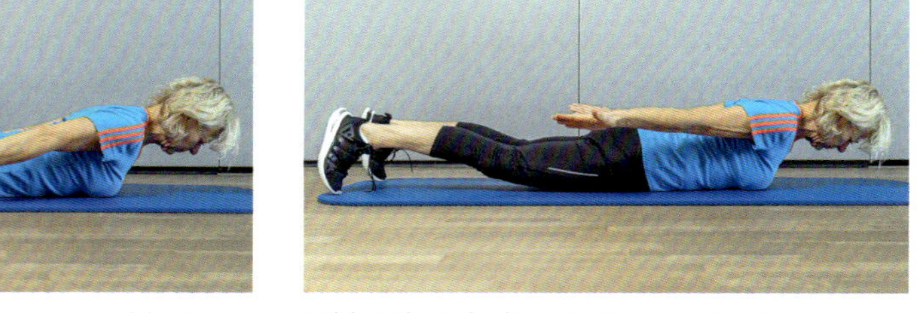

Bild 43b: Schulter I's (Endposition)

Geeignet für	Alle – insbesondere bei Haltungsschwäche und Nackenverspannungen.
Kontraindikationen	Akute Entzündungen und starke Schmerzen.
Trainierte Muskeln	Kräftigung der Haltungsmuskulatur im oberen Rücken; Rückenstrecker.

Übungsbeschreibung	Legen Sie sich auf den Bauch. Die Fußspitzen drücken Sie in den Boden und bauen eine Ganzkörperspannung auf. Den Kopf heben Sie leicht ab, der Blick bleibt immer in Richtung Boden. Die Arme sind seitlich nahe am Körper, wobei die Daumen den Boden berühren. Jetzt heben Sie die Arme gestreckt nach oben und drehen dabei die Daumen nach außen. Die Schulterblätter ziehen Sie hierzu nach hinten/unten zusammen und halten die Spannung 3–5 Sekunden. Danach gehen die Daumen wieder Richtung Boden.
Wiederholungen	Wiederholen Sie die Übung 5- bis 10-mal. Führen Sie 3 Durchgänge aus.
Variation	Führen Sie die gleiche Übung mit den Armen in W-Form aus (siehe Bild 44 a). Versuchen Sie bei dieser Variante, die Daumen so hoch wie möglich zu heben. Führen Sie die gleiche Übung mit den Armen in T-Form aus (siehe Bild 44 b). Versuchen Sie bei dieser Variante, die Daumen so hoch wie möglich zu heben und die gestreckten Arme im 90° Winkel vom Körper zu halten. Zum Intensivieren können Sie alle Varianten auch mit kleinen Gewichten in den Händen durchführen (die Spannung der Schulterblätter nach hinten-unten steht aber immer im Vordergrund). Vielleicht ist es für Sie angenehmer, die Übungen mit dem Bauch auf einem Gymnastikball auszuführen. Oder Sie bevorzugen eine Übung für die Haltungsmuskulatur im Stehen (S. 51).

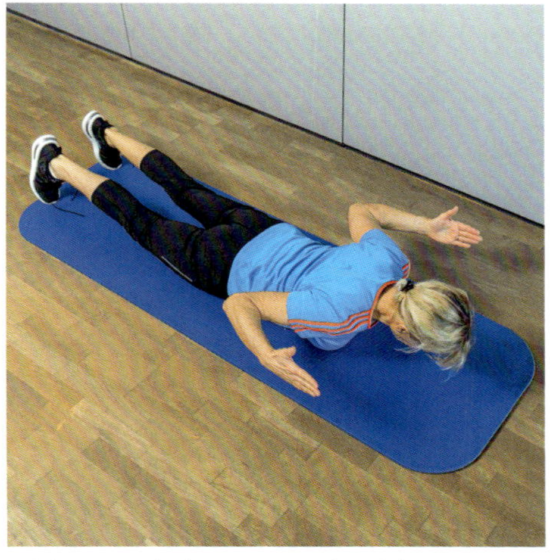

Bild 44 a: Schulter W's (Endposition)

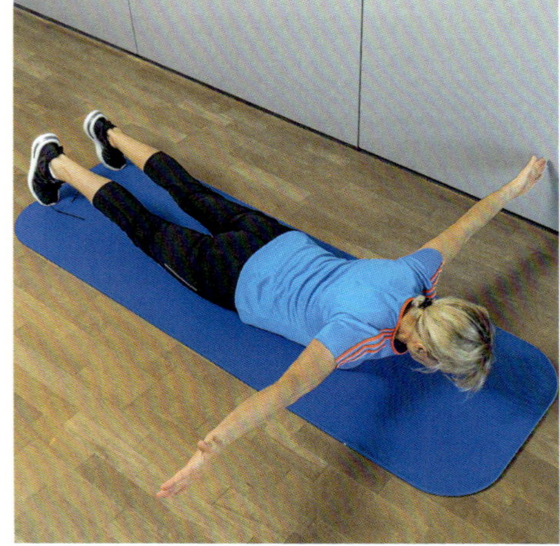

Bild 44 b: Schulter T's (Endposition)

Kra9: Ruderzug mit Gummiband

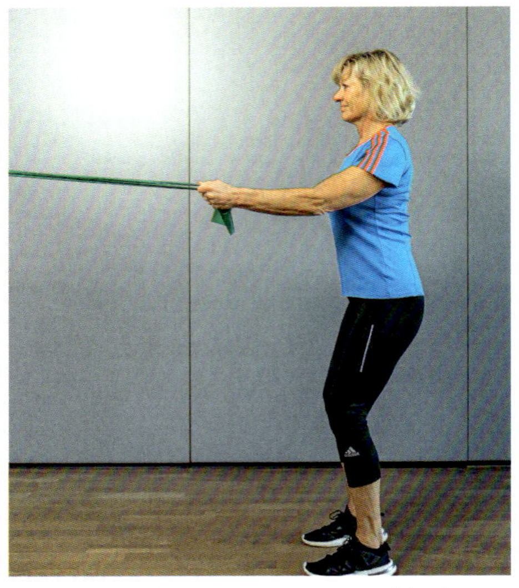

Bild 45 a: Ruderzug (Ausgangsposition)

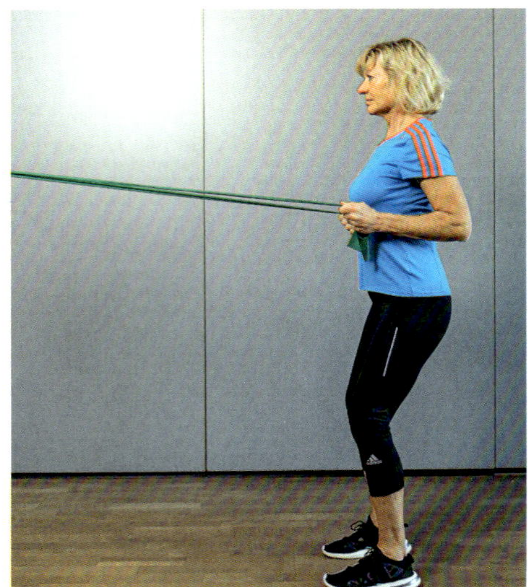

Bild 45 b: Ruderzug (Endposition)

Geeignet für	Alle
Kontraindikationen	Akute Entzündungen und starke Schmerzen.
Trainierte Muskeln	Kräftigung der oberen Rückenmuskulatur; Armbeugemuskeln, Stabilisierung des Rumpfes.
Übungsbeschreibung	Befestigen Sie ein Gummiband zwischen Brust- und Schulterhöhe. Stehen Sie aufrecht und greifen Sie beide Enden des Bandes mit den Händen. Ziehen Sie jetzt die Ellenbogen seitlich am Körper vorbei. Dabei ziehen Sie die Schulterblätter nach hinten-unten und halten kurz die Spannung. Dann bewegen Sie die Arme wieder nach vorne. (Die Schultern sollten während der Übung immer unten bleiben.)
Wiederholungen	Wiederholen Sie die Übung 10- bis 20-mal. Führen Sie 3 Durchgänge aus.
Variation	Falls Sie kein Gummiband haben, können Sie diese Übung auch mit einem Handtuch machen – das Bewegungsausmaß ist dann jedoch deutlich kleiner, aber genauso effektiv. Je weiter Sie von der Aufhängung des Bandes entfernt stehen, desto anstrengender wird die Übung. Beginnen Sie mit einem geringen Abstand. Zum Intensivieren können Sie auch ein Band mit mehr Widerstand wählen.

Kra10: Handgelenk- und Unterarmmuskulatur

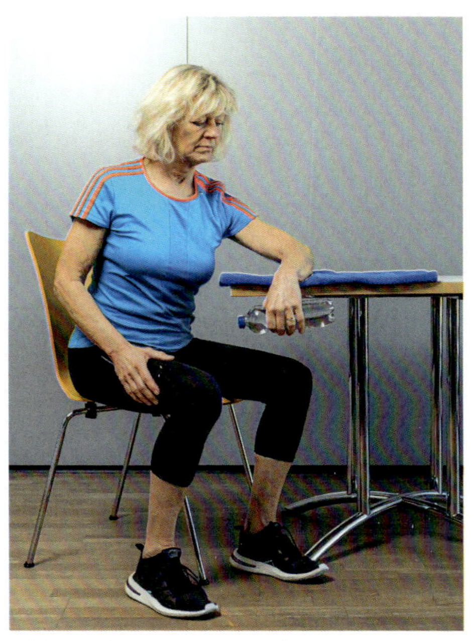

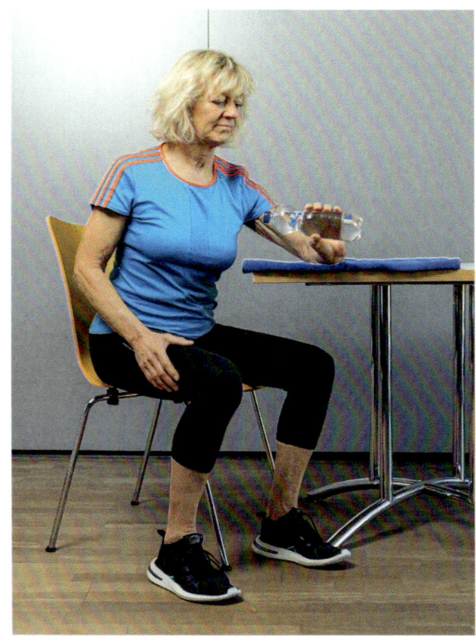

Bild 46 a-b: Unterarmstrecker

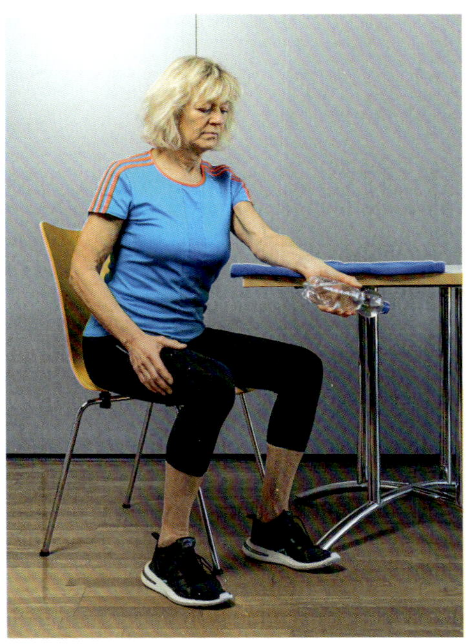

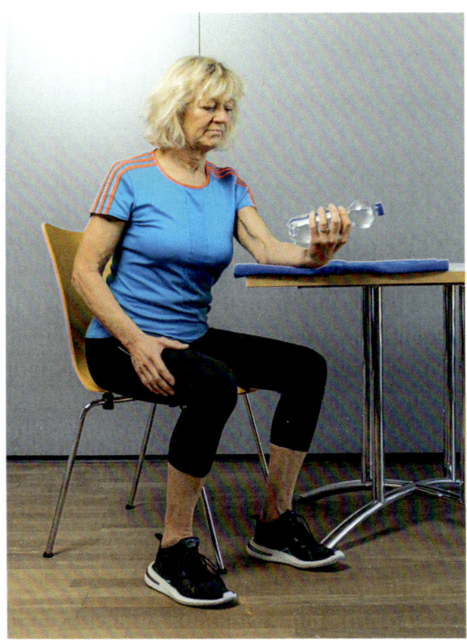

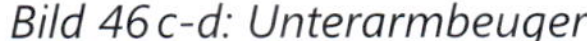

Bild 46 c-d: Unterarmbeuger

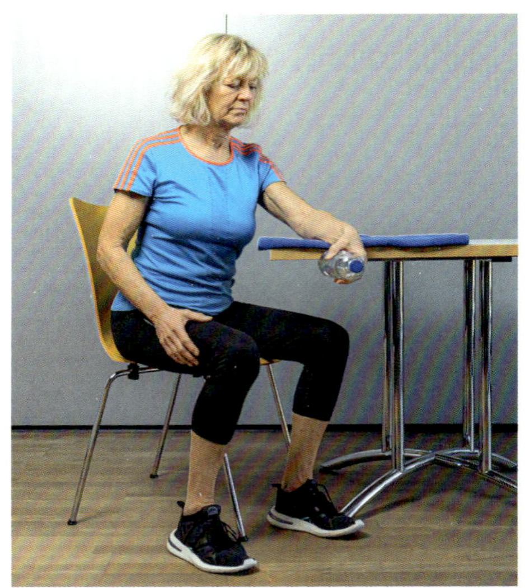
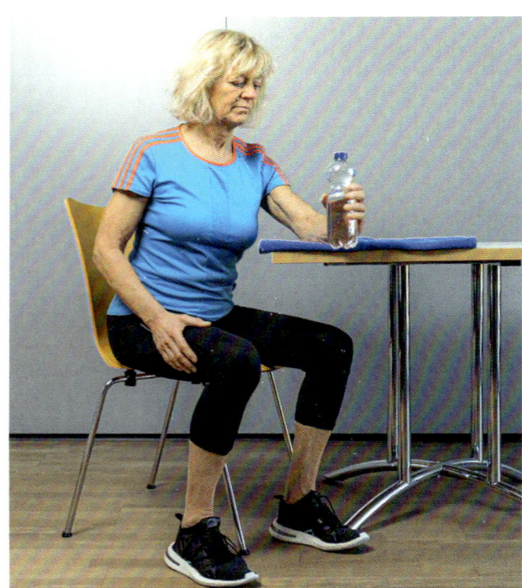

Bild 46 e-f: Unterarm Seitneigung

Geeignet für	Alle
Kontraindikationen	Akute Entzündungen und starke Schmerzen.
Trainierte Muskeln	Kräftigung der Handgelenke, Unterarmmuskulatur und Greifkraft.
Übungsbeschreibung	Nehmen Sie ein kleines Gewicht (z. B. Flasche oder Kurzhantel von 0,5 kg). Legen Sie den Unterarm vor sich auf den Tisch (es ist meist angenehmer ein Handtuch unterzulegen). Unterarmstrecker: Der Unterarm liegt so auf dem Tisch, dass die Handfläche überhängt und nach unten zeigt. Heben Sie das Gewicht aus der untersten Position so weit wie möglich nach oben. Dann lassen Sie das Gewicht wieder kontrolliert nach unten. Unterarmbeuger: Der Unterarm liegt so auf dem Tisch, dass die Handfläche überhängt und nach oben zeigt (ansonsten bleibt es die gleiche Bewegung). Unterarm Seitneigung: Der Unterarm liegt so auf dem Tisch, dass der Daumen nach oben zeigt (ansonsten bleibt es die gleiche Bewegung).
Wiederholungen	Wiederholen Sie die Übung 10- bis 20-mal. Führen Sie 3 Durchgänge aus.
Variation	Versuchen Sie bei den Übungen langsam das Gewicht zu steigern. Sie können auch die Größe des Gegenstandes variieren (ein größerer Gegenstand fördert besonders die Griffkraft).

6.4 Krafttraining für das Fitness-Studio

Im Fitness-Studio oder einer Physiotherapie-Praxis mit medizinischen Trainingsgeräten haben Sie die Möglichkeit, individuell angepasste Übungen zur Kräftigung durchzuführen. So können Sie gezielt abgeschwächte Muskeln aufbauen und gleichzeitig schmerzhafte Bereiche meiden.

Beginnen Sie zur Gewöhnung mit leichten Gewichten und vielen Wiederholungen (Kraftausdauer: 20 Wiederholungen; 3 Durchgänge). So können sich die passiven Strukturen wie Kapseln, Sehnen und Bänder an die Belastung anpassen. Nach etwa drei Monaten können Sie versuchen, mit weniger Wiederholungen und größeren Gewichten zu arbeiten (10–15 Wiederholungen; 3 Durchgänge).

Sie müssen sich bei den Gewichten allerdings nicht zwingend an Ihren Trainingsplan halten. Als Rheumapatient werden Sie immer wieder schmerzhafte Phasen durchlaufen. Dann gilt es die Widerstände deutlich zu reduzieren und die Bewegung in den Vordergrund zu stellen (In der Akutphase ist ohnehin kein Training im Fitnessstudio möglich).

Lassen Sie sich vor Ort einen Trainingsplan zusammenstellen. Dieser sollte stets mit 5–10 Minuten allgemeinem Aufwärmen beginnen und könnte folgende Übungen beinhalten.

Fit1: Bauchtrainer

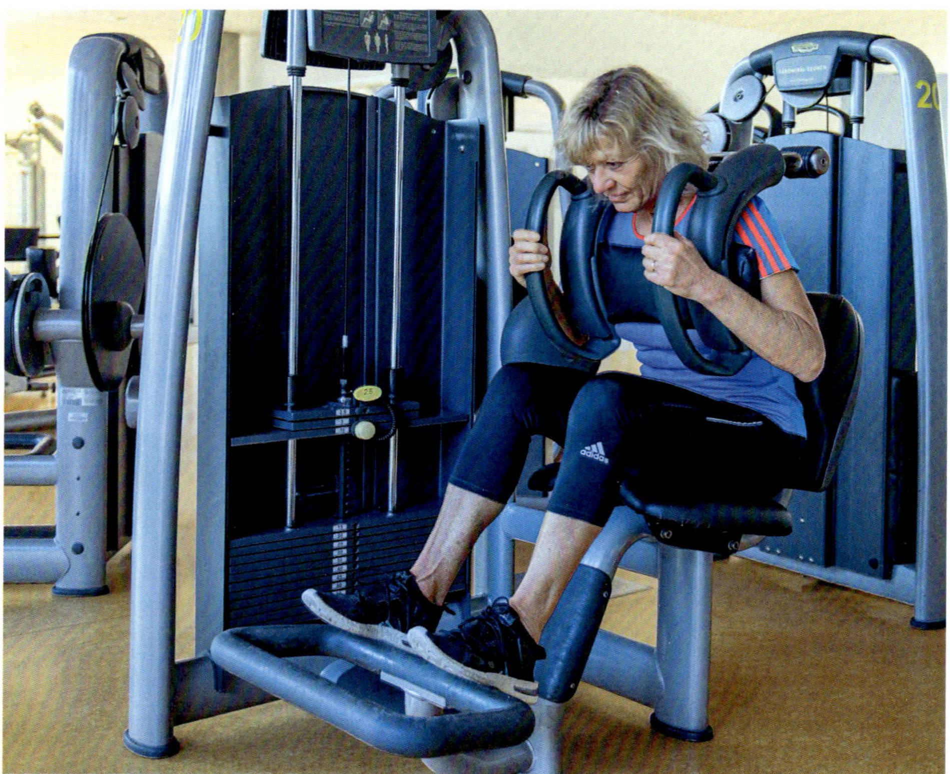

Bild 47: Bauchtrainer

Geeignet für	Alle
Kontraindikationen	Keine
Trainierte Muskeln	Kräftigung der Bauchmuskulatur.
Übungsbeschreibung	Ziehen Sie den Oberkörper aus einer aufrechten Sitzposition bis in eine leichte Vorbeugung des Oberkörpers. Versuchen Sie dabei den unteren Bauch bewusst anzuspannen. Dann gehen Sie kontrolliert wieder nach oben. Bleiben Sie bei dieser Übung eher im Kraftausdauer-Bereich, d. h. viele Wiederholungen, geringere Intensität.
Wiederholungen	Wiederholen Sie die Übung 15- bis 20-mal. Führen Sie 3 Durchgänge aus.
Variation	Variieren Sie mit Ihrer Atmung und denken Sie daran bei Anstrengung immer auszuatmen.

Fit2: Rückentrainer

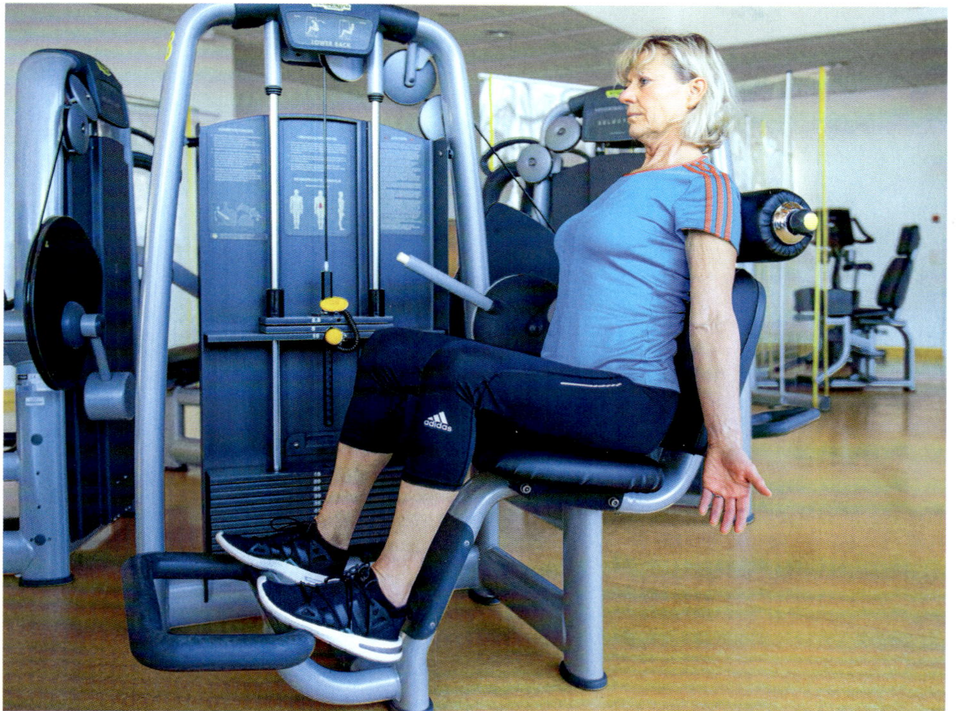

Bild 48: Rückentrainer

Geeignet für	Alle
Kontraindikationen	Wirbelgleiten, Stenosen, subakute Bandscheibenvorfälle.
Trainierte Muskeln	Kräftigung der Rückenstreckermuskulatur
Übungsbeschreibung	Strecken Sie den Rücken aus einer leichten Vorbeugung bis in eine betont aufrechte Sitzposition. Dann gehen Sie langsam, kontrolliert wieder nach unten. Es ist nicht nötig, die volle Beweglichkeit der Wirbelsäule auszunutzen. Schmerzhafte Bewegungsbereiche sollten Sie vermeiden.
Wiederholungen	Wiederholen Sie die Übung 15- bis 20-mal. Führen Sie 3 Durchgänge aus.
Variation	Drehen Sie die Daumen beim Aufrichten nach außen-hinten, um eine Haltungsverbesserung im Schultergürtel zu bewirken. Diese Übung können Sie auch immer wieder im Sitzen oder Stehen zu Hause durchführen, da Sie hierzu nicht explizit das Fitnessgerät benötigen.

Fit3: Latzug

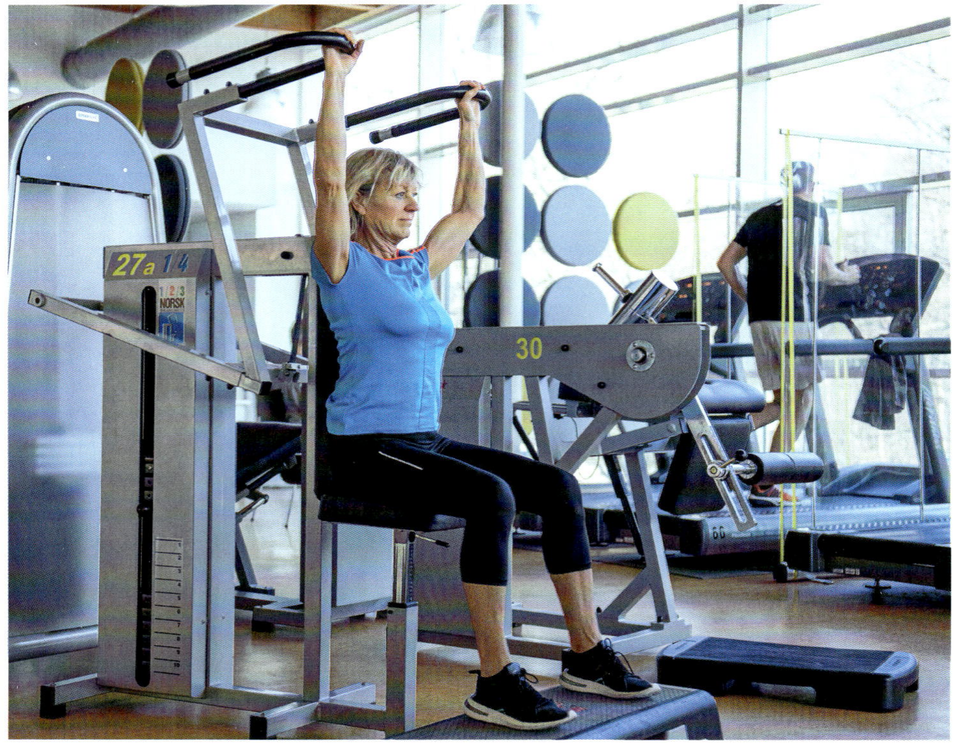

Bild 49: Latzug

Geeignet für	Alle
Kontraindikationen	Schulterschmerzen, Neigung zur Luxation.
Trainierte Muskeln	Kräftigung des breiten Rückenmuskels, Schulter- und Armmuskulatur.
Übungsbeschreibung	Ziehen Sie die gestreckten Arme nach unten, bis die Griffe auf Schulterhöhe sind. Dann bewegen Sie die Arme wieder kontrolliert nach oben in die Ausgangsposition.
Wiederholungen	Wiederholen Sie die Übung 15- bis 20-mal. Führen Sie 3 Durchgänge aus.
Variation	Variieren Sie die Griffstellung (enger/weiter Griff; Handflächen zum Körper/weg vom Körper). Bei Schulterproblemen nur mit reduzierter Bewegung nach oben und kleinen Gewichten trainieren. Bei Schmerzen sollten Sie eher die nachfolgende Übung, den Ruderzug, durchführen.

Fit4: Ruderzug

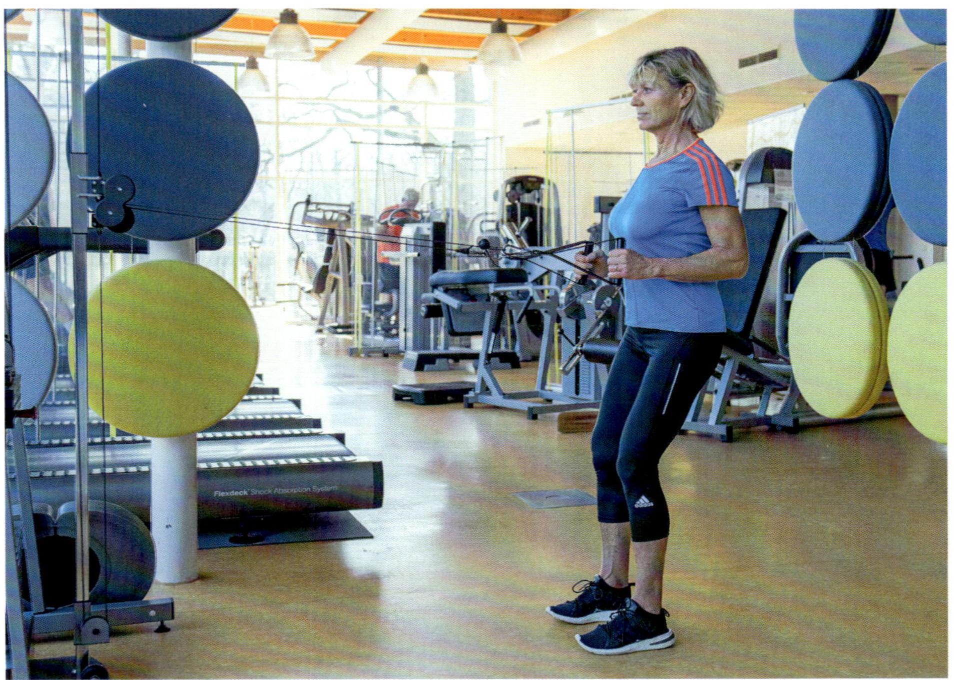

Bild 50: Ruderzug

Geeignet für	Alle
Kontraindikationen	Keine
Trainierte Muskeln	Kräftigung der oberen Rückenmuskulatur, Schultern, Arme, Haltungsmuskulatur.
Übungsbeschreibung	Stellen Sie den Seilzug auf Brusthöhe ein. Stehen Sie stabil und aufrecht. Ziehen Sie jetzt die Ellenbogen seitlich am Körper vorbei, dabei bleiben die Schulterblätter hinten-unten. Halten Sie kurz die Spannung. Dann lassen Sie die Arme wieder nach vorne. (Die Schultern sollten während der Übung immer unten bleiben.)
Wiederholungen	Wiederholen Sie die Übung 15- bis 20-mal. Führen Sie 3 Durchgänge aus.
Variation	Sie können den Ruderzug auch einarmig ausführen. Ein Seilzuggerät bietet vielfältige Übungsmöglichkeiten. Lassen Sie sich vor Ort beraten. Bei Tendenz zu Nackenverspannungen nur mit kleinen Gewichten trainieren.

Fit5: Beinpresse

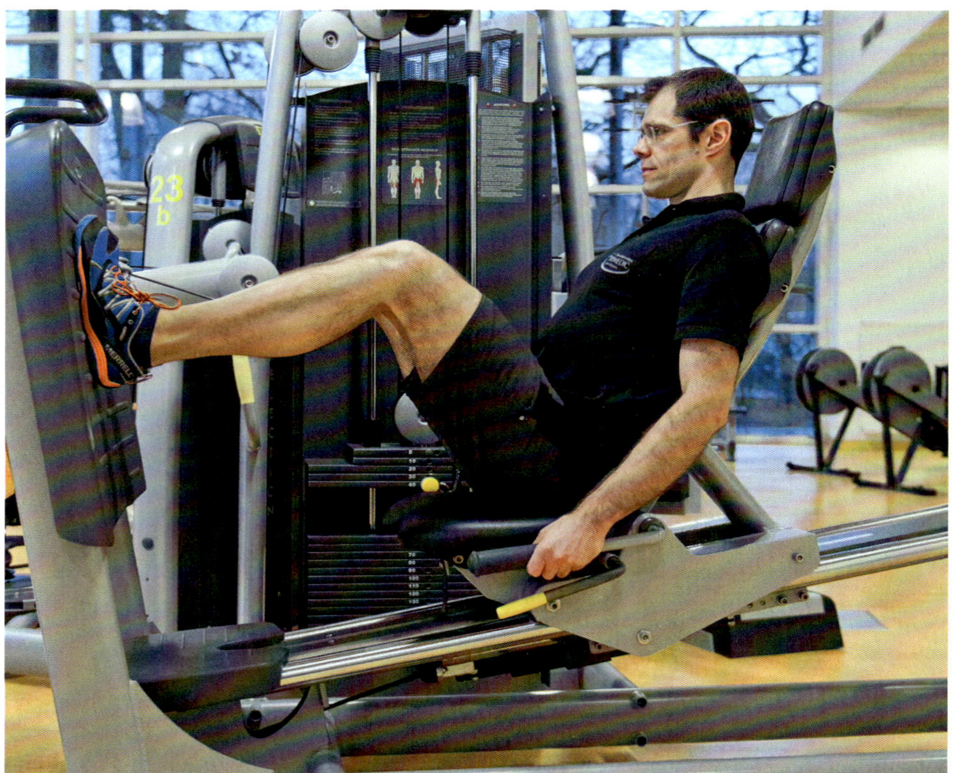

Bild 51: Beinpresse

Geeignet für	Alle
Kontraindikationen	Keine
Trainierte Muskeln	Kräftigung der Oberschenkel- und der Gesäßmuskulatur.
Übungsbeschreibung	Bewegen Sie sich von einer 90° Beugung im Kniegelenk bis fast zur vollständigen Kniestreckung. Dann gehen Sie wieder kontrolliert in die Beugung zurück.
Wiederholungen	Wiederholen Sie die Übung 15- bis 20-mal. Führen Sie 3 Durchgänge aus.
Variation	Sie können die Übung beidbeinig oder einbeinig ausführen. Mit einer instabilen Unterlage (z. B. Kissen) können Sie zusätzlich die Sensomotorik trainieren. Bei Kniebeschwerden den Beugewinkel und die Gewichte reduzieren.

Fit6: Abduktion/Adduktion

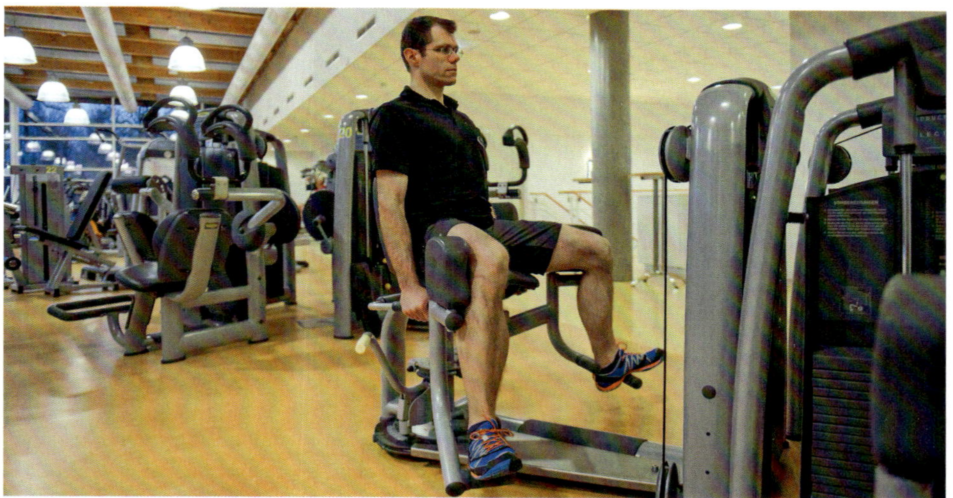

Bild 52: Abduktion/Adduktion

Geeignet für	Alle
Kontraindikationen	Keine
Trainierte Muskeln	Kräftigung der Außen- (Abduktion) und Innenseite (Adduktion) der Bein- und Gesäßmuskulatur.
Übungsbeschreibung	Abduktion: Drücken Sie die Beine, soweit ohne Schwung möglich, gegen den Widerstand nach außen. Dann bewegen Sie die Beine wieder kontrolliert nach innen. Adduktion: Drücken Sie die Beine gegen den Widerstand nach innen. Dann lassen Sie die Beine wieder kontrolliert nach außen. Es ist bei diesen Übungen nicht notwendig die komplette Beweglichkeit auszunutzen. Schmerzhafte Bewegungsbereiche sollten Sie vermeiden.
Wiederholungen	Wiederholen Sie die Übung 15- bis 20-mal. Führen Sie 3 Durchgänge aus.
Variation	Falls Sie die Übung nicht am Gerät durchführen möchten, können Sie die Übung auch im Stand durchführen. Stellen Sie sich dafür aufrecht hin und verlagern Sie das Gewicht auf ein Bein. Ggf. können Sie sich dabei auch festhalten. Spreizen Sie nun das Spielbein nach außen in die Abduktion und dann wieder zurück bis Sie das Standbein überkreuzen. Zur Intensivierung könnte das Bein auch mit Manschetten oder einem Seilzug ausgestattet werden.

6.5 Entspannungs- und Dehnübungen

Durch monotone Haltungen im Alltag oder wiederkehrende Überbelastungen neigen einige Muskelgruppen zu Verkürzungen. So bringt z. B. das „viele Sitzen" bei einem Großteil der Erwachsenen verkürzte Hüftbeuger mit sich. Dies beeinflusst wesentlich unsere Haltung und die gesamte Statik der Wirbelsäule.

Außerdem weisen dauerhaft überbeanspruchte Muskeln einen erhöhten Tonus auf. Sie kennen sicherlich verhärtete Nackenmuskeln. Meist entstehen diese durch ständiges Hochziehen der Schultern, z. B. bei der Büroarbeit. Solche Verspannungen können überaus schmerzhaft werden.

Mit den folgenden Dehnübungen können Sie diesen Einschränkungen gezielt entgegenwirken. Dabei ist eine sanfte Dehnspannung stets erwünscht, ein stark schmerzhaftes Ziehen sollten Sie vermeiden.

Zahlreiche Studien haben gezeigt welchen positiven Einfluss Entspannungs- und Atemübungen auf den Therapieverlauf haben. Am Ende des Kapitels werden Ihnen entsprechende Techniken vorgestellt. Haben Sie diese Techniken erst einmal erlernt, können Sie mit geringem Aufwand sehr viel für Ihre Gesundheit erreichen. Die Entspannungsübungen können Sie auch – so weit möglich – in der schmerzhaften Akutphase einsetzen.

Entspannungs- und Dehnungsübungen (D)

- D1: Dehnung Nacken
- D2: Dehnung Wade
- D3: Dehnung Oberschenkelrückseite
- D4: Dehnung Hüftbeuger
- D5: Dehnung unterer Rücken
- D6: Rotation in Rückenlage
- D7: Entspannung in Rückenlage
- D8: Progressive Muskelentspannung
- D9: Atemübung

D1: Dehnen Nacken

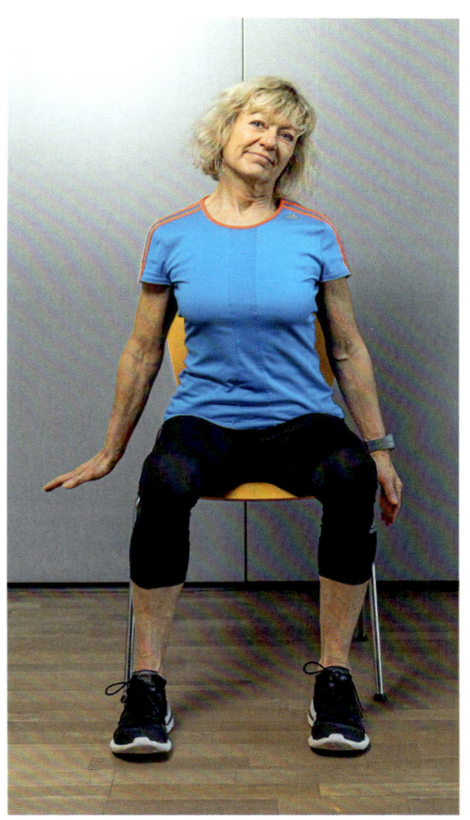
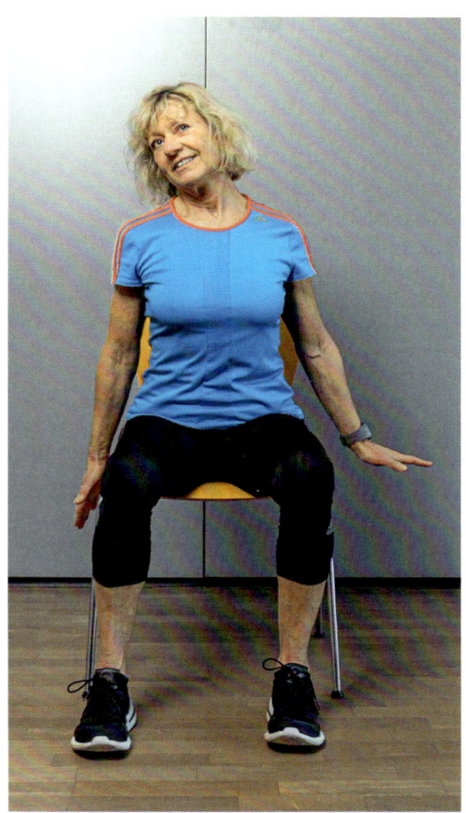

Bild 53 a-b: Dehnung Nacken

Geeignet für	Alle
Kontraindikationen	Keine
Trainierte Muskeln	Dehnung der Schulter-Nacken-Muskulatur.
Übungsbeschreibung	Sitzen Sie aufrecht. Kippen Sie nun Ihren Kopf zu einer Seite (Ohr Richtung Schulter). Den Arm der Gegenseite gestreckt nach unten ziehen. Um die Dehnung zu verstärken, können Sie den Handrücken des Armes hochziehen. Gehen Sie nur so weit, wie es für Sie angenehm ist. Ein leichtes Ziehen ist in Ordnung, es sollten jedoch keine Schmerzen auftreten.
Wiederholungen	Halten Sie die Übung 20–30 Sekunden, dann wechseln Sie die Seite. Führen Sie 2 Durchgänge aus.
Variation	Sie können die Übung ebenso im Stehen durchführen.

D2: Dehnung Wade

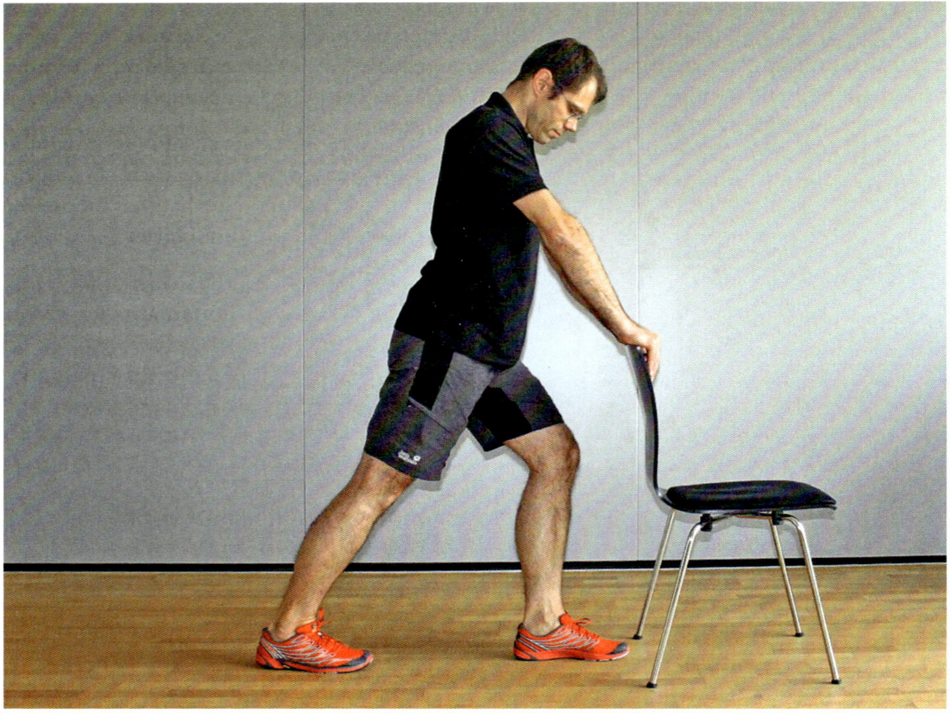

Bild 54: Dehnung Wade

Geeignet für	Alle
Kontraindikationen	Keine
Trainierte Muskeln	Dehnung der Wadenmuskulatur.
Übungsbeschreibung	Stellen Sie sich in einen leichten Ausfallschritt, halten Sie sich dabei eventuell fest. Beide Fersen berühren den Boden. Strecken Sie das hintere Bein, so dass Sie im Wadenbereich eine Dehnung spüren. Falls Sie keine Dehnung spüren, erweitern Sie den Ausfallschritt. Gehen Sie nur so weit, wie es für Sie angenehm ist. Ein leichtes Ziehen ist in Ordnung, es sollten jedoch keine Schmerzen auftreten.
Wiederholungen	Halten Sie die Übung 20–30 Sekunden, danach wechseln Sie die Seite. Führen Sie 2 Durchgänge aus.
Variation	Variieren Sie die Schrittlänge, je besser gedehnt Sie sind, desto größer ist der Schritt, sonst einen etwas kleineren Abstand wählen.

D3: Dehnung Oberschenkelrückseite

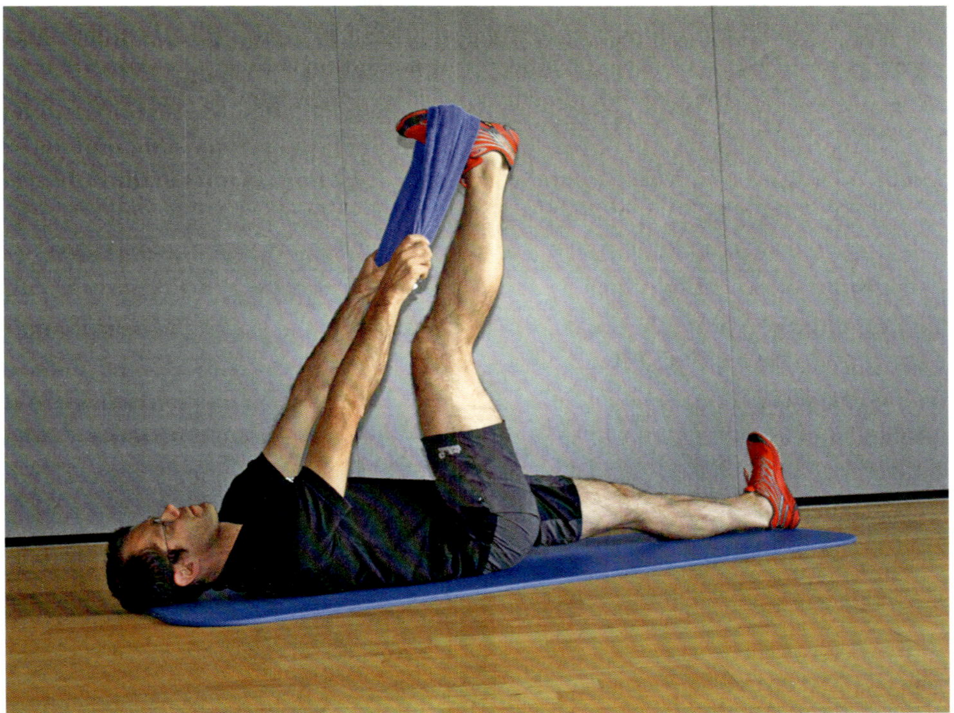

Bild 55: Dehnung Oberschenkelrückseite

Geeignet für	Alle
Kontraindikationen	Akute Entzündungen und starke Schmerzen.
Trainierte Muskeln	Dehnung der Muskulatur der Oberschenkelrückseite und Wade.
Übungsbeschreibung	Legen Sie sich in Rückenlage auf den Boden. Ein Bein liegt gestreckt auf dem Boden. Schlingen Sie ein Handtuch um die Fußsohle des anderen Beins und greifen Sie die Handtuchenden. Versuchen Sie nun das Knie des oberen Beins so weit wie möglich durchzustrecken. Ein leichtes Ziehen ist in Ordnung, es sollten jedoch keine starke Schmerzen auftreten.
Wiederholungen	Halten Sie die Übung 20–30 Sekunden, danach wechseln Sie die Seite. Führen Sie 2 Durchgänge aus.
Variation	Sie können die Fußspitze mit dem Handtuch leicht nach unten ziehen. So dehnen Sie zusätzlich die Wadenmuskulatur. Für Fortgeschrittene können Sie die Übung auch ohne Handtuch machen, umgreifen Sie hierfür den Unterschenkel.

D4: Dehnung Hüftbeuger

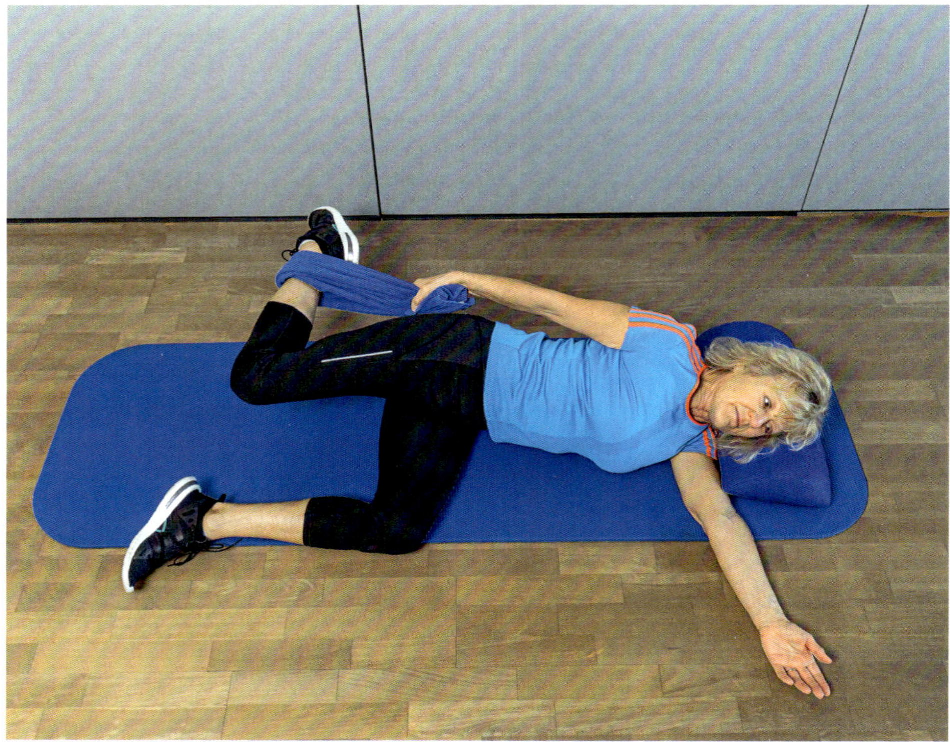

Bild 56: Dehnung Hüftbeuger

Geeignet für	Alle
Kontraindikationen	Akute Entzündungen und starke Schmerzen.
Trainierte Muskeln	Dehnung der Hüftbeugemuskulatur (vorderer Oberschenkel).
Übungsbeschreibung	Legen Sie sich auf eine Seite (es ist meist angenehmer ein Kissen unter den Kopf zu legen). Das untere Bein kommt im 90° Winkel nach vorne. Den Unterschenkel des oberen Beins greifen Sie mit einem Handtuch. Jetzt ziehen Sie den Oberschenkel sanft nach hinten. Dabei sollten Sie eine Dehnspannung im vorderen Oberschenkel spüren. Ein leichtes Ziehen ist in Ordnung, es sollten jedoch keine starken Schmerzen auftreten.
Wiederholungen	Halten Sie die Übung 20–30 Sekunden, danach wechseln Sie die Seite. Führen Sie 2 Durchgänge aus.
Variation	Für Fortgeschrittene können Sie diese Übung auch ohne Handtuch machen.

D5: Dehnung unterer Rücken

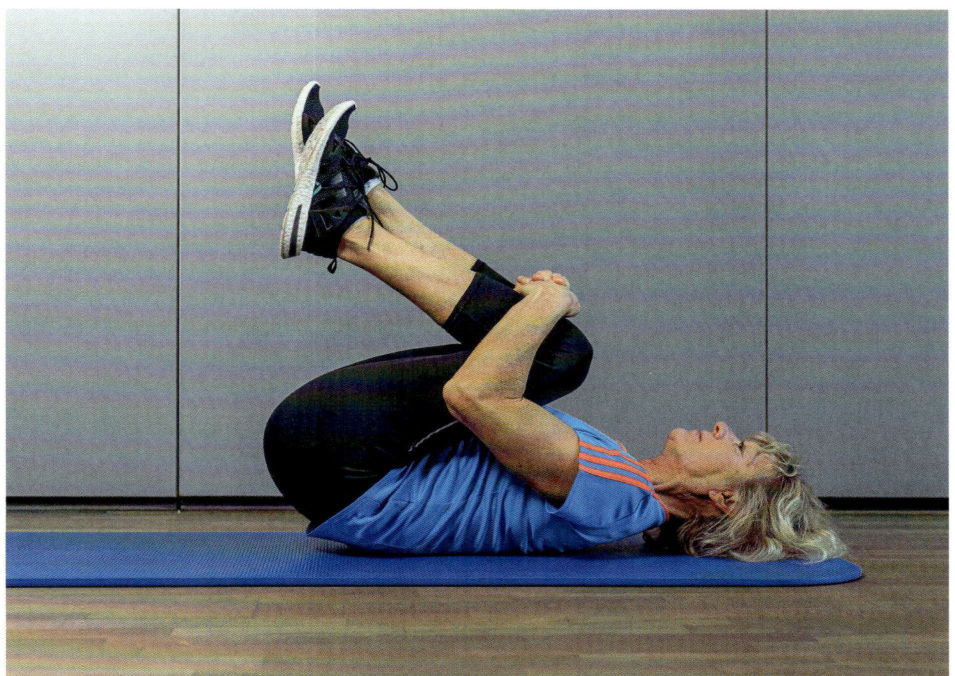

Bild 57: Dehnung Lendenwirbelsäule

Geeignet für	Alle
Kontraindikationen	Keine
Trainierte Muskeln	Dehnung der unteren Rückenmuskulatur.
Übungsbeschreibung	Legen Sie sich auf den Rücken und ziehen Sie die Oberschenkel so weit wie möglich Richtung Oberkörper. Das Gesäß und ein Teil des unteren Rückens heben dabei leicht vom Boden ab. Ein leichtes Ziehen ist in Ordnung, es sollten jedoch keine starken Schmerzen auftreten.
Wiederholungen	Halten Sie die Übung 20–30 Sekunden, danach wechseln Sie die Seite. Führen Sie 2 Durchgänge aus.
Variation	Sie können, während Sie die Position halten, kleine Bewegungen nach rechts und links ausführen, oder etwas vor- und zurückrollen. Zum Intensivieren können Sie den Kopf vom Boden heben. Alternative für die Gesäßmuskulatur: nur ein Bein zum Körper ziehen. Das andere Bein bleibt gestreckt auf dem Boden.

D6: Rotation in Rückenlage

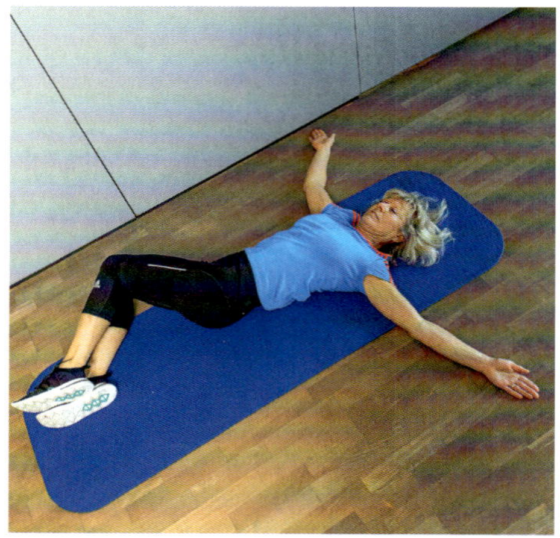

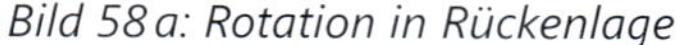

Bild 58 a: Rotation in Rückenlage

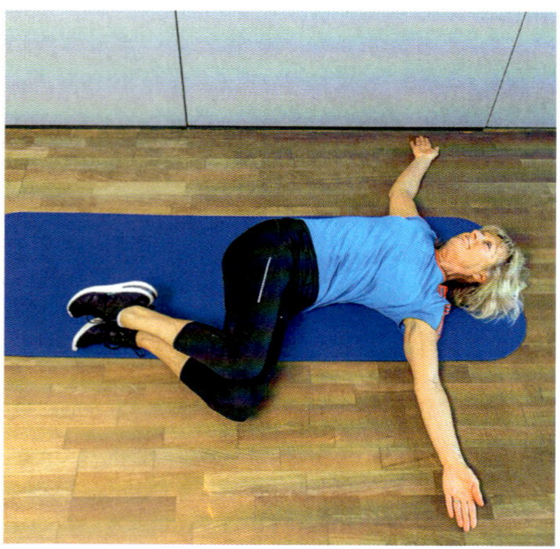

Bild 58 b: Rotation in Rückenlage (Steigerung)

Geeignet für	Alle
Kontraindikationen	Keine
Trainierte Muskeln	Dehnung der unteren Rückenmuskulatur und seitlichen Gesäßmuskulatur; Mobilisation der Wirbelsäule.
Übungsbeschreibung	Legen Sie sich entspannt auf den Rücken. Die Arme möglichst ausgebreitet. Stellen Sie die Beine auf und lassen Sie beide Knie auf einer Seite Richtung Boden sinken. Ein leichtes Ziehen ist in Ordnung, es sollten jedoch keine starken Schmerzen auftreten. Falls möglich, drehen Sie den Kopf in die entgegengesetzte Richtung der Beine.
Wiederholungen	Halten Sie die Übung 20–30 Sekunden, danach wechseln Sie die Seite. Führen Sie 2 Durchgänge aus.
Variation	Sie können den Hüftwinkel verändern, um die Dehnspannung zu dosieren. Ein weiter Hüftwinkel bringt eine sehr sanfte Dehnung (Bild 58 a). Sind die Knie höher gezogen, verstärkt sich die Dehnung im Rücken und Gesäß (Bild 58 b).

D7: Entspannung in Rückenlage

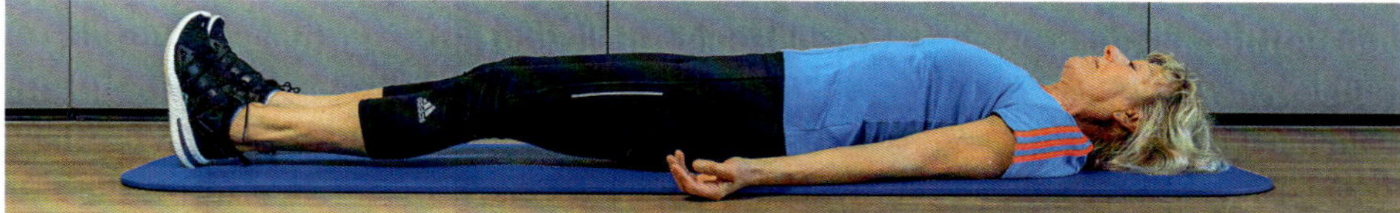

Bild 59 a: Entspannung in Rückenlage

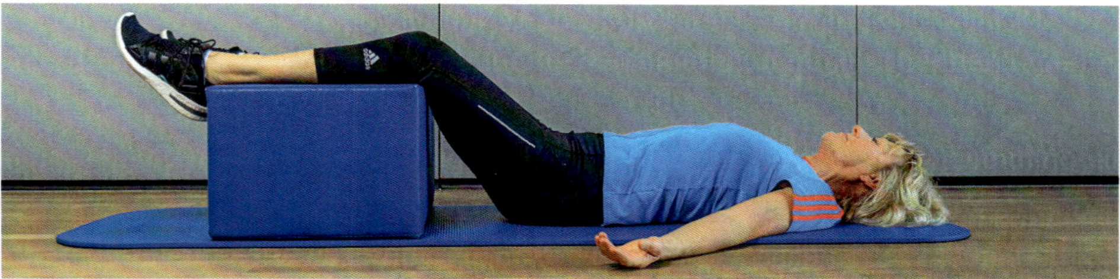

Bild 59 b: Entspannung in Stufenlagerung in Rückenlage

Geeignet für	Alle
Kontraindikationen	Keine
Trainierte Muskeln	Dehnung und Entspannung des ganzen Körpers.
Übungsbeschreibung	Legen Sie sich entspannt auf den Rücken. Achten Sie auf eine bequeme Unterlage. Die Arme liegen in angenehmer Position seitlich vom Körper. Legen Sie ein kleines Kissen unter den Kopf, falls das für Sie komfortabler ist. Auch kann es angenehm sein, ein kleines Kissen unter die Lendenwirbelsäule zu legen, es sollte jedoch nicht zu dick sein. In dieser Position können Sie einfach ein paar Minuten entspannt liegen. Es bieten sich aber auch gezielte Entspannungsmethoden an: ‣ Progressive Muskelentspannung (siehe nachfolgende Seite.) ‣ Atemübungen (siehe S. 103) ‣ Meditation und Achtsamkeitstraining ‣ Autogenes Training ‣ Visualisierung (Unter bewegung.rheuma-liga-bw.de finden Sie sehr gute Anleitungen mit Videos zu den einzelnen Entspannungstechniken.)
Variation	Bringen Sie sich in eine Stufenlagerung, indem Sie die Waden auf eine Erhöhung legen (z. B. großes Kissen, weicher Hocker oder Sessel). Diese Position ist besonders entspannend für den unteren Rücken. Alternativ können Sie sich auch in einen bequemen Sessel setzen.

D8: Progressive Muskelentspannung

Die progressive Muskelentspannung ist wohl die am leichtesten zu lernende Entspannungstechnik, und die wissenschaftlich am besten belegte. Aus diesen Gründen wollen wir sie hier genauer vorstellen.
Der Physiologe Edmund Jacobson gilt als Begründer der progressiven Muskelrelaxation, kurz PMR. Er hatte im Jahr 1929 herausgefunden, dass Gefühle der Angst oder Unruhe mit einer erhöhten Muskelspannung einhergehen. Auf der anderen Seite verringern sich die Stresszeichen im Körper, wenn es gelingt, die Muskelspannung zu reduzieren.
Das Prinzip der progressiven Muskelentspannung baut darauf auf, dass Muskelgruppen sehr effektiv entspannen können, wenn sie vorher bewusst angespannt werden. Der Entspannungseffekt überträgt sich von den verschiedenen Muskelgruppen auf den gesamten Körper. Die Herzfrequenz und der Blutdruck sinken, die Atmung wird ruhiger, Schlafstörungen wird entgegengewirkt und Schmerzen können gelindert werden.

Suchen Sie sich einen ruhigen Ort. Die Übung können Sie im Liegen oder auf einem bequemen Sessel ausführen. Sie dürfen gerne Ihre Augen schließen.

- Legen Sie Ihre Hände locker neben sich ab.
- Beobachten Sie, wie sich Ihre Bauchdecke beim ruhigen Atmen hebt und senkt.
- Ballen Sie Ihre rechte Hand zu einer Faust. Drücken Sie so fest zu, bis Sie die Spannung in der Hand und dem Unterarm deutlich spüren.
- Halten Sie die Spannung für 10 Sekunden. Atmen Sie während der Muskelspannung ruhig weiter.
- Lösen Sie mit einem langen Ausatmen die Muskelspannung. Öffnen Sie Ihre Faust und lassen Sie die Hand 30 Sekunden ruhig neben sich liegen.
- Spüren Sie bewusst die entspannte Muskulatur im Vergleich zur vorherigen Anspannung. Genießen Sie die Entspannung in der Hand und dem Unterarm.
- Jetzt ballen Sie die linke Hand zu einer Faust und spannen die Muskeln für 10 Sekunden an.
- Verfahren Sie wie vorher auf der rechten Seite und schenken Sie der linken Seite die gleiche Aufmerksamkeit.

Den gleichen Wechsel zwischen Anspannung und Entspannung können Sie über den gesamten Körper weiterführen. Als nächstes sollten Sie Spannung zwischen den Schulterblättern aufbauen und diese nach unten zusammenziehen. Im Anschluss spannen Sie den Bauch an, dann das Gesäß, die Oberschenkel und schließlich die Füße.
In der Folge wird sich Ihr ganzer Körper deutlich entspannter anfühlen und eine innere Ruhe mit einhergehen. Bleiben Sie noch eine Weile in dieser Position und genießen Sie den gewonnenen Zustand.

D9: Atemübung

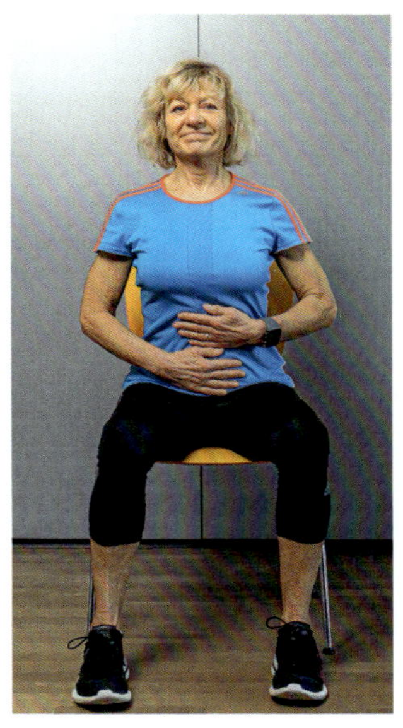
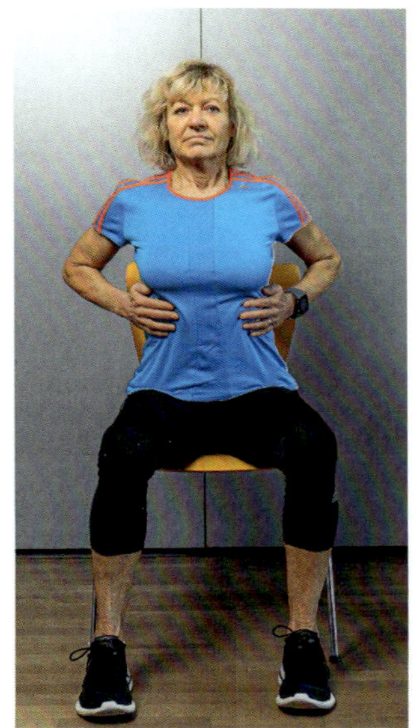
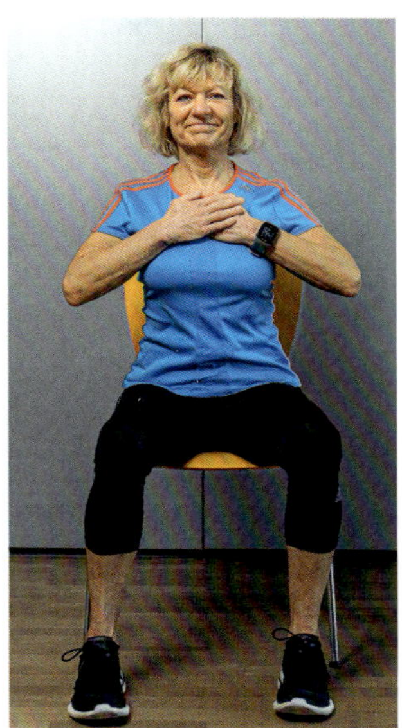

Bild 60 a–c: Atemtechnik

Geeignet für	Alle
Kontraindikationen	Keine
Trainierte Muskeln	Zwerchfellmuskeln, Zwischenrippenmuskeln
Übungsbeschreibung	Setzen Sie sich aufrecht und entspannt hin. Schließen Sie die Augen oder fixieren Sie einen Punkt. Nehmen Sie Ihre Atmung bewusst wahr. Jetzt atmen Sie 4 Sekunden tief durch die Nase ein. Dann atmen Sie 6 Sekunden langsam und ruhig aus (durch die Nase oder den minimal geöffneten Mund). Im Anschluss wieder 4 Sekunden tief einatmen … Oder Sie wählen einen für Sie umsetzbaren Atemrhythmus. 1. Platzieren Sie eine oder zwei Hände auf den Bauch. Atmen Sie bewusst in die Hände (Spüren Sie, wie sich die Bauchdecke beim Einatmen hebt und beim Ausatmen wieder senkt). Nehmen Sie auf diese Weise einige Atemzüge. 2. Platzieren Sie die Hände seitlich an den Rippenbögen. Atmen Sie weiterhin erst Richtung Bauch, wobei das Einatmen jetzt bis in die Rippenbögen fortgeführt wird (Spüren Sie, wie sich die Rippenbögen beim Einatmen heben und beim Ausatmen wieder senken). Nehmen Sie auf diese Weise einige Atemzüge.

	3. Platzieren Sie eine oder zwei Hände auf dem Brustbein. Atmen Sie weiterhin erst Richtung Bauch, dann weiter in die Rippenbögen, wobei das Einatmen jetzt bis in den Brustkorb fortgeführt wird (Spüren Sie, wie sich der Brustkorb beim Einatmen hebt und beim Ausatmen wieder senkt). Ziel ist eine tiefe und ruhige Atmung, die sämtliche Atemmuskeln mit anspricht (Vollatmung). Jedes Einatmen hebt erst die Bauchdecke, dann die Rippenbögen und schließlich den Brustkorb (Sie können zum besseren Wahrnehmen eine Hand auf den Bauch und eine Hand auf den Brustkorb legen). Beim Ausatmen strömt die Luft den entgegengesetzten Weg zurück.
Wiederholungen	Nehmen Sie sich für diese Übung 3–5 Minuten Ruhe. (Allerdings haben auch wenige Atemzüge im Alltag schon einen positiven Effekt.)
Variation	Es gibt variierende Empfehlungen für den Atemrhythmus: ▸ 4 sec einatmen – 7 sec ausatmen – über 11 Atemzüge (4-7-11 Technik) ▸ 4 sec einatmen – 4 sec ausatmen (4–4 Technik) Sie werden schnell spüren, mit welchem Rhythmus Sie am besten zurechtkommen und für sich den größten Effekt erzielen.

6.6 Exemplarische Trainingseinheit

Hier finden Sie nun eine exemplarische Trainingseinheit mit Übungsvorschlägen zur Beweglichkeit und Faszientraining, zur Koordination und Sensomotorik, zur Ausdauer, zur Kräftigung und zur Dehnung und Entspannung. Sie können alle Inhalte durchführen oder das als Mosaik nutzen und nur einzelne Inhalte durchführen. Jedoch sollten die Inhalte mind. 10 Minuten gehen.

Inhalte	Übungsauswahl	Dauer
Beweglichkeit und Faszientraining	▸ Bew1: Handgelenke und Ellenbogen kreisen ▸ Bew2: Schultern und Arme kreisen ▸ Bew3: Sprunggelenke und Knie kreisen ▸ Bew4: Hüfte kreisen ▸ Bew5: Becken kreisen ▸ Bew6: Hintere Faszienkette ▸ Bew7: Vordere Faszienkette ▸ Bew8: Faszienübung Armlinie ▸ Bew9: Laterale Faszienkette ▸ Bew10: Faszienübung Wadentreten	5–7 min. ca. 2–4 Übungen
Koordination/ Sensomotorisches Training	▸ Ko1: Fingerkoordination ▸ Ko2: Handfindung ▸ Ko3: Gehvariationen ▸ Ko4: Fußlängsgewölbe trainieren ▸ Ko5: Ausfallschritt mit Rotation ▸ Ko6: Einbeinstand auf Kissen	10 min. ca. 3–4 Übungen
Ausdauer	▸ Wandern/Spazierengehen: 10–15 min. am Stück, Pause 3–5 min., 2- bis 4-mal ▸ Schwimmen: 2–4-mal 50 Meter, Pause 2–4 min., 4- bis 6-mal ▸ Radfahren: 15–20 min. am Stück, Pause 2–4 min., 2- bis 4-mal ▸ (Nordic) Walking: 10–15 min. am Stück, Pause 3–5 min., 2- bis 4-mal ▸ Jogging: 5–15 min. am Stück, Pause 3–5 min., 2- bis 3-mal ▸ Für Profis: Golf, Tennis, Fußball	20–50 min

<table>
<tr><th>Inhalte</th><th>Übungsauswahl</th><th>Dauer</th></tr>
<tr><td>Kräftigungs-übungen für zu Hause

Oder Krafttraining für das Fitness Studio</td><td>Kräftigungsübungen für zu Hause
▸ Kra1: Kniebeugen
▸ Kra2: Step up
▸ Kra3: Ausfallschritt
▸ Kra4: Liegestütze (Wandstütz)
▸ Kra5: Unterarmstütz
▸ Kra6: Beckenheben in Rückenlage
▸ Kra7: Untere Bauchmuskulatur
▸ Kra8: Schulteralphabet
▸ Kra9: Ruderzug mit Gummiband
▸ Kra10: Handgelenk- und Unterarmmuskulatur</td><td>10–15 min.
2–3 Übungen</td></tr>
<tr><td>Entspannung und Dehnübungen

Abschluss</td><td>▸ D1: Dehnung Nacken
▸ D2: Dehnung Wade
▸ D3: Dehnung Oberschenkelrückseite
▸ D4: Dehnung Hüftbeuger
▸ D5: Dehnung unterer Rücken
▸ D6: Rotation in Rückenlage
▸ D7: Entspannung in Rückenlage
▸ D8: Progressive Muskelentspannung
▸ D9: Atemübung
Hausaufgabe: Bei anstrengenden Aktivitäten z. B. Wasserkiste tragen ganz bewusst auf die Ausatmung achten</td><td>10–15 min.
2–3 Übungen</td></tr>
</table>

7 Sportarten für Rheumapatienten

7.1 Generelle Hinweise zum Ausdauersport

Sport verbindet man oft mit Jugendlichkeit, hoher Intensität, Leistung und Wettkampf. Aber es gibt auch den Gesundheitssport, die regelmäßige und planmäßige körperlich-sportliche Aktivität, mit dem Ziel, Gesundheit und Wohlbefinden wiederherzustellen, zu erhalten oder zu verbessern.

Hier geht es dann auch um eine körperliche Leistung, aber nicht in einem absoluten Maßstab im Vergleich mit anderen, sondern um die Optimierung der individuellen Leistungsfähigkeit im Hinblick auf ein persönliches Ziel.

Dieses Ziel kann sein, sich schmerzfrei bewegen zu können, aber auch eine lange Gehstrecke in einer gewissen Zeit bewältigen zu können.

In diesem erweiterten Begriffsverständnis sprechen wir dann von Gesundheitstraining, für das – wie beim leistungssportlichen Training ebenfalls – Kriterien und Prinzipien bezüglich Umfang und Intensität gelten.

Bitte lesen Sie auch im Kapitel 5.1 Verhaltensregeln und Prinzipien für den/die Rheumapatient/in (S. 34). Dort finden Sie Informationen zur körperlichen Aktivität, zur Intensität der Übungen und zur Gestaltung des Trainings.

Spezielle Hinweise für Rheumatiker zum Ausdauersport

Die Wahl des passenden Ausdauertrainings ist abhängig von Ihren individuellen Wünschen und von Ihren Einschränkungen, Schmerzen und tolerierter Gelenkbelastung.

In der akuten Phase einer Erkrankung ist die Sportausübung nur sehr eingeschränkt möglich, hier wird von der Durchführung einer Ausdauersportart eher abgeraten und stattdessen die funktionellen Übungen in den Kapiteln 5 und 6 empfohlen.

Befinden Sie sich gerade in einer schmerzfreien und stummen Phase, können Sie jede Sportart betreiben, die Sie möchten, es gilt jedoch gewisse Dinge zu beachten.

Ausdauersportarten, die die Gelenke wenig belasten, sind beispielsweise Spazierengehen/Wandern, Schwimmen und Radfahren. Walking sowie Joggen und Golf haben eine mäßige Belastung, Tennis und Fußball eine starke Belastung auf die Gelenke. Dies muss bei der Auswahl der Sportart berücksichtigt werden. Durch Anpassungen der Sportart an die individuellen Möglichkeiten und körperlichen Voraussetzungen kann und sollte der bisher durchgeführte Sport weiter betrieben werden.

Achten Sie jedoch beim Training auf Ihren gesundheitlichen Zustand. Anstrengung und leichte Ermüdung oder Muskelschmerzen können durchaus gewünscht sein. Rötungen, Schwellungen oder Schmerzen zeigen an, dass die Belastung zu hoch war. Auf keinen Fall dürfen Sie sich in den (starken) Schmerz hinein sportlich betätigen.

7.2 Anpassungen an Ausdauersportarten

Spazierengehen/Wandern

Spazierengehen und Wandern ist in fast allen Rheumaphasen gut durchführbar. Dabei wirken neben der dynamischen Bewegung auch die psychologischen Aspekte der Natur und des Draußen-Seins auf den Körper. Man fühlt sich hinterher erholter, entspannter und konzentrierter. Das allgemeine Wohlbefinden steigt an. Insgesamt sollten die Spaziergänge mindestens 10-15 Minuten lang sein, aber gerade in schmerzhaften Phasen zählt jeder Meter. Wichtig ist hierbei, dass keine Schmerzen während oder nach dem Spaziergang/der Wanderung auftreten.

Bei rheumatischen Erkrankungen und Wandern/Spazierengehen sollten folgende Anpassungen stattfinden:

- Fangen Sie mit kurzen Touren (bis max. 30 Minuten) langsam an. Erst wenn Sie diese gut tolerieren, können Sie auch weitere Spaziergänge und Wanderungen über mehrere Stunden wagen.
- Versuchen Sie zunächst möglichst in der Ebene zu wandern/spazieren zu gehen. Erst wenn Sie diese Wanderungen gut verkraften, können Sie auch in bergiges Gelände gehen.

- Ein gutes Schuhwerk mit möglichst dämpfenden Sohlen für eine geringere Belastung der Gelenke ist sehr zu empfehlen.
- Nutzen Sie Wanderstöcke, um die Gelenkbelastung zu minimieren, v. a. beim bergab gehen.

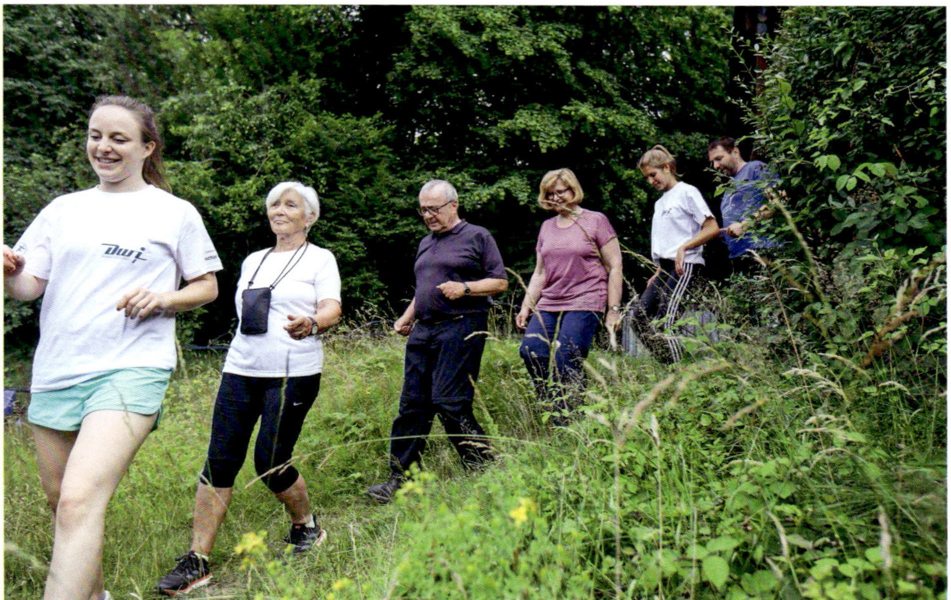

Bild 61: Spazierengehen/Wandern

Schwimmen

Schwimmen eignet sich für rheumatische Erkrankungen sehr gut, weil durch das Wasser keine großen Kräfte auf die Gelenke einwirken. Rückenschwimmen oder Kraulschwimmen sind besonders geeignet. Brustschwimmen eignet sich nur, wenn auch der Kopf mit untergetaucht wird, da es sonst zu Nackenverspannungen kommen kann.

Bei rheumatischen Erkrankungen und Schwimmen sollten folgende Anpassungen stattfinden:

- Die Bewegung im Wasser steht im Vordergrund. Es muss nicht nur Schwimmen, es kann auch Aquajogging oder Aquacycling sein.
- Mit der richtigen Schwimmtechnik geht es leichter und entlastet die Gelenke.

- Verspannungen der Nackenmuskeln sollten vermieden werden, daher beim Brustschwimmen den Kopf auch mit untertauchen.
- Rückenschwimmen und Kraulschwimmen eignen sich am besten.
- Brustschwimmen ist aufgrund der Spreizbewegungen der Beine weniger zu empfehlen. Führen Sie lieber den Kraulbeinschlag durch.
- An vielen Orten finden Kurse für Wassergymnastik, Aquajogging und Aquacycling oder auch Schwimmkurse statt. Diese werden teilweise von den Rheuma-Ligen, aber auch von vielen Schwimmbädern angeboten.

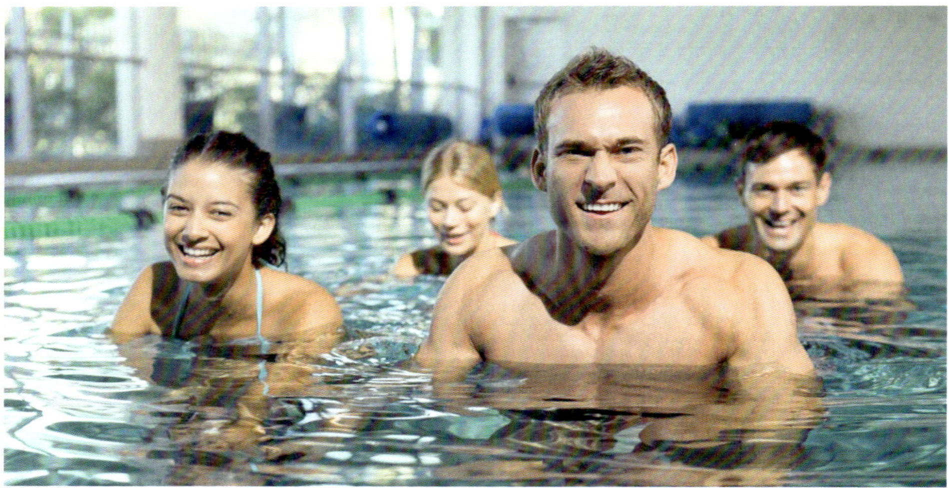

Bild 62: Schwimmen

Radfahren

Fahrradfahren bietet sich für Rheumaerkrankte sehr gut an, da die Belastungen auf die Gelenke auch hier deutlich verringert sind. Dadurch, dass das einwirkende Gewicht durch die sitzende Position reduziert wird, können die Gelenke ohne große Intensitätsbelastungen bewegt werden.

Allerdings sollte man das Rad sicher beherrschen und verkehrssicher sein, da man als Arthrosepatient in der Regel nicht die gleichen Reaktionsmöglichkeiten hat wie gesunde Menschen.

E-Bikes sind zur Unterstützung der Kraft eine gute Alternative, allerdings sollte hier so viel eigene Tretleistung wie möglich beigesteuert werden.

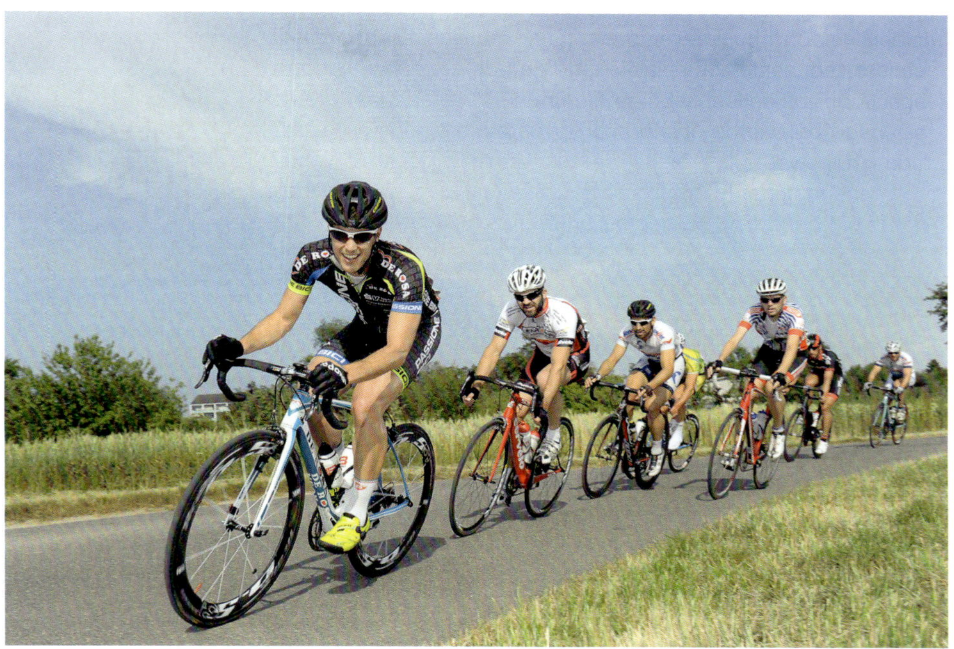

Bild 63: Radfahren

Bei rheumatischen Erkrankungen und Radfahren sollten folgende Anpassungen stattfinden:

- Das Fahrrad sollte altersgerecht gut zum Ein- und Aussteigen geeignet sein, also in der Regel einen niedrigen Einstieg vorweisen.
- Das Fahrrad sollte auch durch Sattel- und Lenkerstellung ein aufrechtes Sitzen ermöglichen.
- Achten Sie beim E-Bike darauf, dass Sie sehr leicht ungewohnt hohe Geschwindigkeiten erreichen. Nutzen Sie ein E-Bike nur, wenn Sie die Fahrradtechnik sicher beherrschen.
- Bevorzugen Sie Strecken im ebenen Gelände. Sollte doch ein kleiner Hügel oder eine Autobahnbrücke auf Ihrem Weg liegen, steigen Sie ab und gehen Sie die Steigung.
- Grundsätzlich ist es günstiger, wenn Sie in eine höhere Frequenz treten: Lieber schneller im leichten Gang als langsamer in einem schweren Gang.
- E-Bikes können die Tretleistung erleichtern, jedoch sollte die Unterstützung so weit wie möglich reduziert werden, da nur durch aktives Treten eine Anpassung der Muskulatur und des Herz-Kreislauf-Systems erfolgt.

(Nordic) Walking

Walking (ohne Stöcke) oder auch Nordic Walking (mit Stöcken) ist eine einfach erlernbare Sportart, die stark an das normale Gehen angelehnt ist. Das (Nordic) Walking zeichnet sich durch eine dynamische und zügige Gehtechnik aus.

Die 10 wichtigsten Punkte der Basis-Walking-Technik sind:

1. Gemäßigtes Tempo zu Beginn
2. Fersen bei leicht gebeugten Knien flächig aufsetzen
3. Füße über die ganze Fußsohle abrollen
4. Fußspitzen in Gehrichtung aufsetzen
5. Arme anwinkeln und seitlich neben dem Körper mitschwingen
6. Arme gegengleich schwingen
7. Bewusst ein- und ausatmen
8. Ca. 4–5 Meter nach vorne schauen
9. Schultern locker hängen lassen
10. Brustkorb anheben

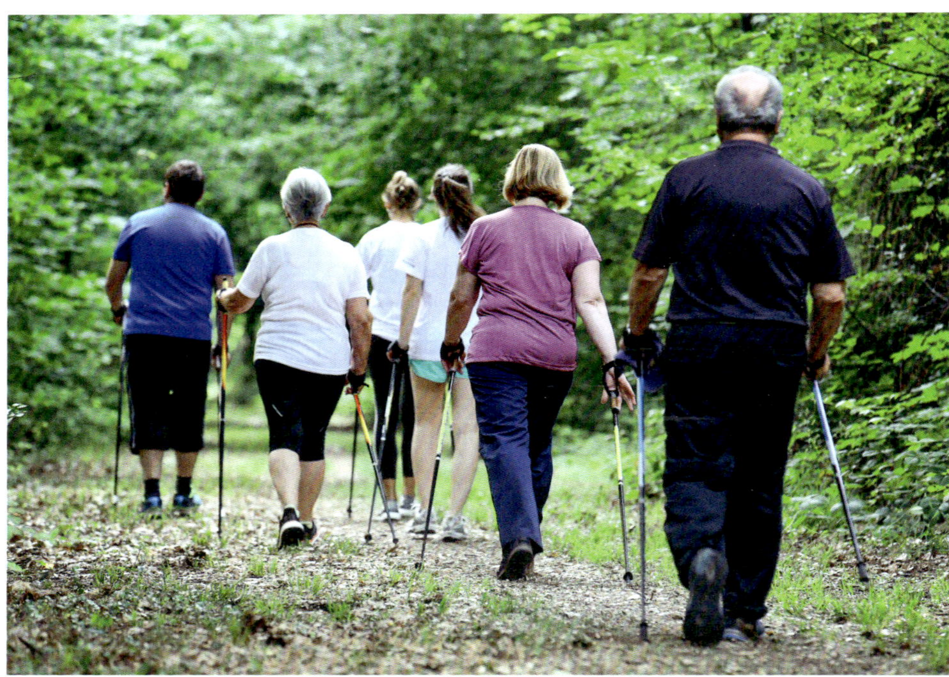

Bild 64: Nordic-Walking

Bei rheumatischen Erkrankungen und (Nordic) Walking sollten folgende Anpassungen stattfinden:

- Langsam an die Technik heranführen, Beginn ist erstmal zügiges Spazierengehen ohne Stöcke.
- Als Richtwert für das richtige Walking Tempo können für Anfänger 4,5–5,5 km/h und für Fortgeschrittene 5,5–6,5 km/h gelten. Anfänger starten mit 100–110 Schritten/Minute, das steigert sich dann auf maximal 130 Schritte/Minute. Passen Sie diese Vorgaben jedoch individuell an.
- Variieren Sie die Schrittlänge. Wir empfehlen kürzere Schritte und eine höhere Schrittfrequenz.
- Wählen Sie am Anfang einen ebenen Untergrund und überprüfen Sie, wie Sie mit der Belastung zurechtkommen.
- Passen Sie das Walking Ihrer individuellen Situation an, jeder sollte es so machen, wie es aufgrund möglicher Einschränkungen machbar ist.
- Die Stöcke sollten nur verwendet werden, wenn diese auch toleriert werden. Da häufig eine falsche Technik verwendet wird, bietet es sich hier insbesondere an, einen Einsteigerkurs für die Technikschulung mit den Nordic Walking Stöcken zu besuchen. Achten Sie jedoch darauf, dass individuelle Einschränkungen die optimale Technik erschweren können.

Joggen

Joggen ist für Rheumapatient/innen nur dann empfehlenswert, wenn Sie sich beim (Nordic) Walking nicht ausreichend belastet fühlen und keine Gelenkschmerzen haben. Bedenken Sie, dass es beim Joggen zu weitaus größeren Gelenkbelastung kommt als beim Walking.

Bei rheumatischen Erkrankungen und Joggen sollten folgende Anpassungen stattfinden:

- Joggen Sie nicht auf Asphalt, sondern bevorzugen Sie Waldwege und andere weiche Böden.
- Steigern Sie langsam Ihr Training. Gerade zu Beginn macht es Sinn, Phasen des Walkings mit Phasen des Joggens zu kombinieren.

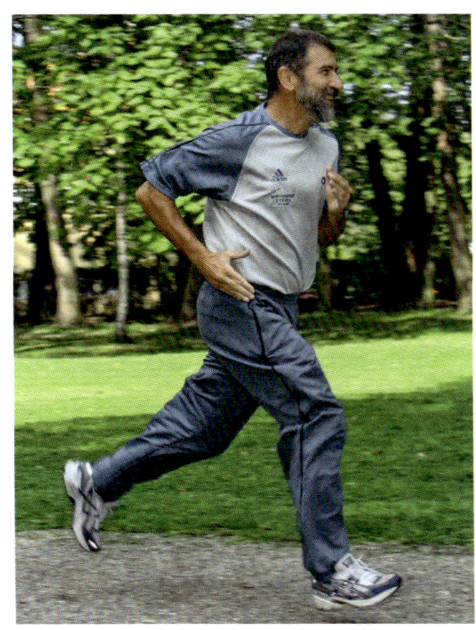

Bild 65: Joggen

- Wählen Sie zu Beginn ein langsames Tempo (ca. 6,5–7,5 km/h), damit die Stöße besser von der Muskulatur kompensiert werden können. Erst wenn Sie diese gut vertragen, dann können Sie auch das Tempo erhöhen.
- Lassen Sie sich beim Schuhkauf beraten und wählen Sie ein Schuhwerk mit einer gut dämpfenden Sohle.
- Falls Sie die Möglichkeit haben, dann machen Sie eine Laufbandanalyse. Hierbei erhalten Sie weitere Hinweise für Ihre Lauftechnik und können diese besser für sich anpassen.

Golf

Golfen ist für Rheumapatient/innen empfehlenswert, wenn Sie die Golftechnik beherrschen und die Belastungen bei den Drehungen und Rotationen beim Golfschlag schmerzfrei tolerieren. Der Aufenthalt in der frischen Luft kombiniert mit den langen Gehstrecken macht Golf zu einer gesundheitsförderlichen Aktivität.

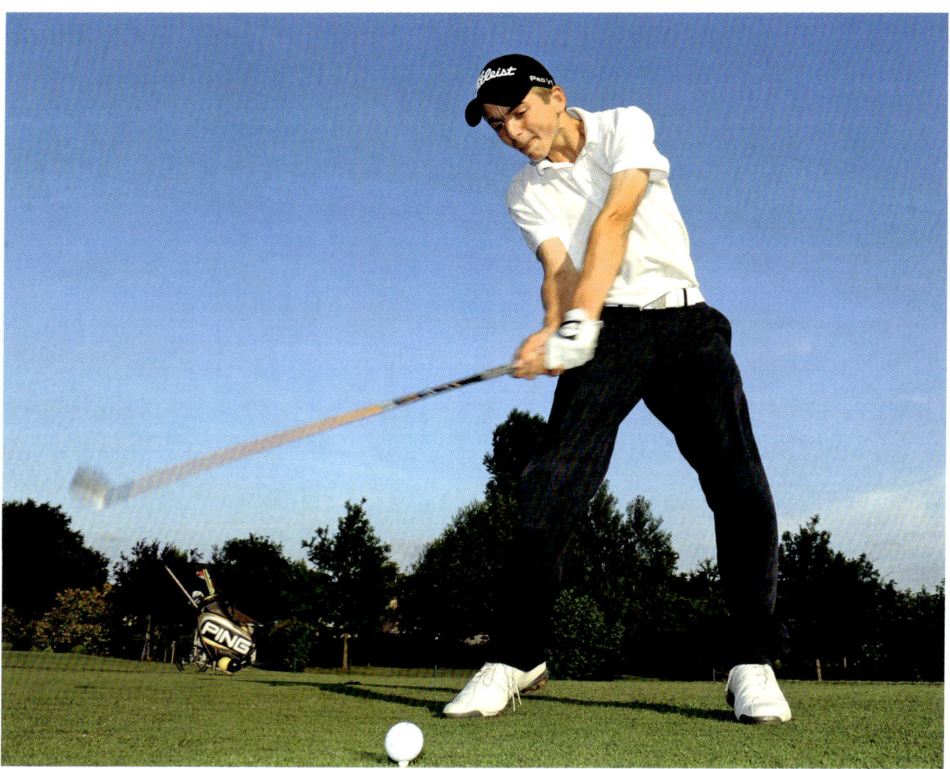

Bild 66: Golfen

Bei rheumatischen Erkrankungen und Golfen sollten folgende Anpassungen stattfinden:

- Für die langen Geh- und Laufstrecken nutzen Sie bitte Walking-Stöcke.
- Trainieren Sie in jedem Fall die Kraft- und Dehnfähigkeit Ihrer Rumpfmuskulatur, die beim Schwingen des Schlägers gut kompensieren muss.
- Durch die Rotationen und Drehkräfte kommt es zu größeren Gelenkbelastungen der Wirbelsäule. Achten Sie hierbei unbedingt auf eine richtige Technik.
- Wählen Sie Schuhe mit dämpfender Sohle und Gumminoppen. Der Fuß kann so mitdrehen und bleibt nicht starr am Boden, was die Rotationen im Kniegelenk reduziert.
- Stellen Sie die Füße nicht parallel, sondern drehen Sie die Fußspitzen etwas nach außen. Dadurch wird der Anpressdruck im Kniegelenk reduziert und das Knorpelgewebe geschont.
- Verspüren Sie während des Spiels starke Schmerzen, sollten Sie sofort abbrechen und die Runde nicht zu Ende spielen.

Tennis

Beim Tennis treten hohe Belastungen auf. Tennis ist für Rheumapatient/innen nur empfehlenswert, wenn diese die Technik sehr gut beherrschen. Das gilt vor allem für das Tenniseinzel, beim Doppel sind die Belastungen deutlich geringer.

Bei rheumatischen Erkrankungen und Tennis sollten folgende Anpassungen stattfinden:

- Spielen Sie bevorzugt auf Sandplätzen. Der Boden ist weicher und ermöglicht auch leichtere Drehungen.
- Beim Spiel auf Teppichboden oder Granulat treten viel höhere Belastungen auf. Auf diesen Belägen ist Einzelspiel für Rheumatiker in der Regel nicht zu empfehlen.
- Tragen Sie Schuhe, die eine hohe Stabilität aufweisen, eine sehr gute Fassung im Fersenbereich haben und einen dämpfenden Charakter haben.
- Versuchen Sie „Stopp und Go Belastungen" so weit als möglich zu vermeiden und versuchen Sie nicht jeden Ball zu erreichen. Beim Abstoppen, bei Ausfallschritten oder extremen Amplituden in Hüft- und Schultergelenken sind die Belastungen am größten.

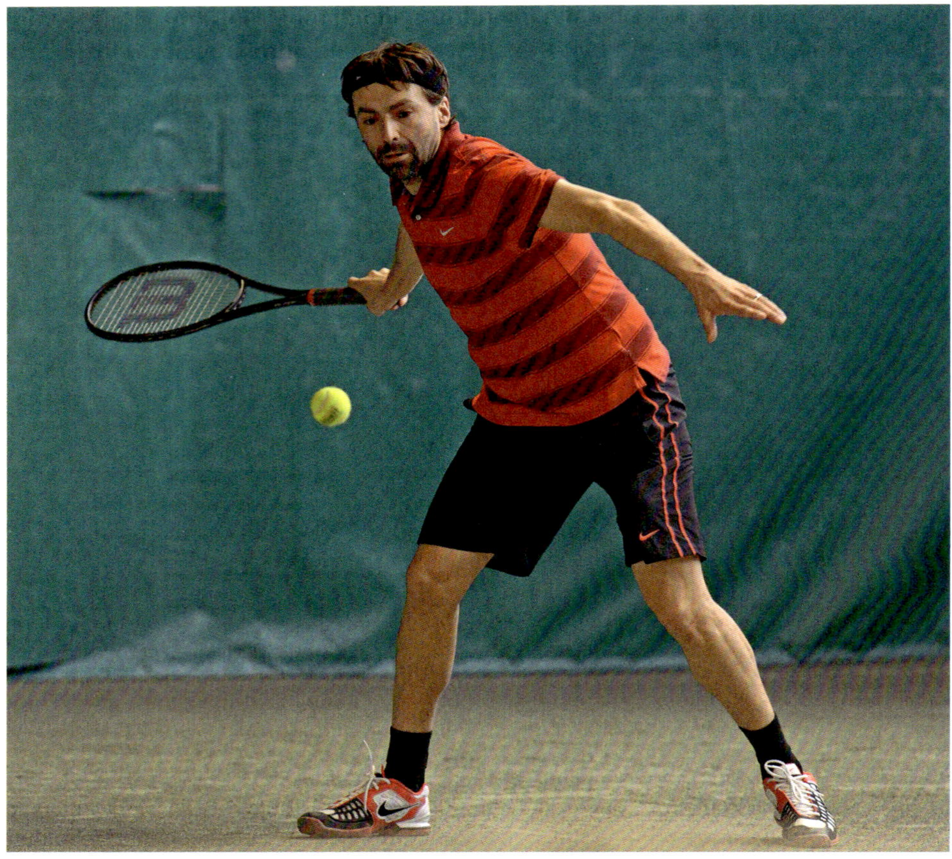

Bild 67: Tennis

- Der Tennisschläger sollte unbedingt dem Können des Spielers/der Spielerin entsprechen. Nutzen Sie Tennisschläger, die Ihre spielerischen Fähigkeiten weit übersteigen, kann dies (wenn nicht der optimale Punkt getroffen wird) zu extremen Belastungen der Arme führen. Achten Sie außerdem auf die richtige Besaitung des Schlägers. Als Hobby-Spieler/in nutzen Sie dafür eher geringere Bespannungswerte.
- Versuchen Sie tiefe Kniebeugungen durch ein leichtes Absenken des Schlägerkopfes zu reduzieren und auch Rotationen und Drehbelastungen eher aus dem gesamten Körper durchzuführen als nur aus den Knien heraus.
- Tennisspielen kann auch noch viel Spaß machen, wenn Sie Ihr Spiel an Ihre Möglichkeiten anpassen. Achten Sie vor allem darauf, dass die Belastung so gewählt ist, dass nach dem Spiel keine vermehrten Schwellungen und Schmerzen auftreten.

Fußball

Fußball ist eine Sportart, die durch die auftretenden Belastungsspitzen sowie durch die Einwirkungen des Gegners in der Regel für Rheumatiker nicht geeignet ist.

Sie sollten nur dann noch Fußball spielen, wenn Sie schmerzfrei sind, die Technik perfekt beherrschen und Ihr Spiel an Ihre Möglichkeiten anpassen.

Bei rheumatischen Erkrankungen und Fußball sollten folgende Anpassungen stattfinden:

- Beginnen Sie langsam und mit kürzeren Trainingseinheiten.
- Spielen Sie körperlos, vermeiden Sie Gegnerkontakte und Zweikämpfe.
- Beobachten Sie Ihre Reaktionen auf die Belastung. Haben Sie lediglich Ermüdungen und Muskelschmerzen und klingen diese Symptome nach 1–2 Tagen wieder ab, war die Belastung für Sie tolerierbar. In keinem Fall sollten nach dem Sport Schwellungen, Rötungen oder Gelenkschmerzen auftreten.

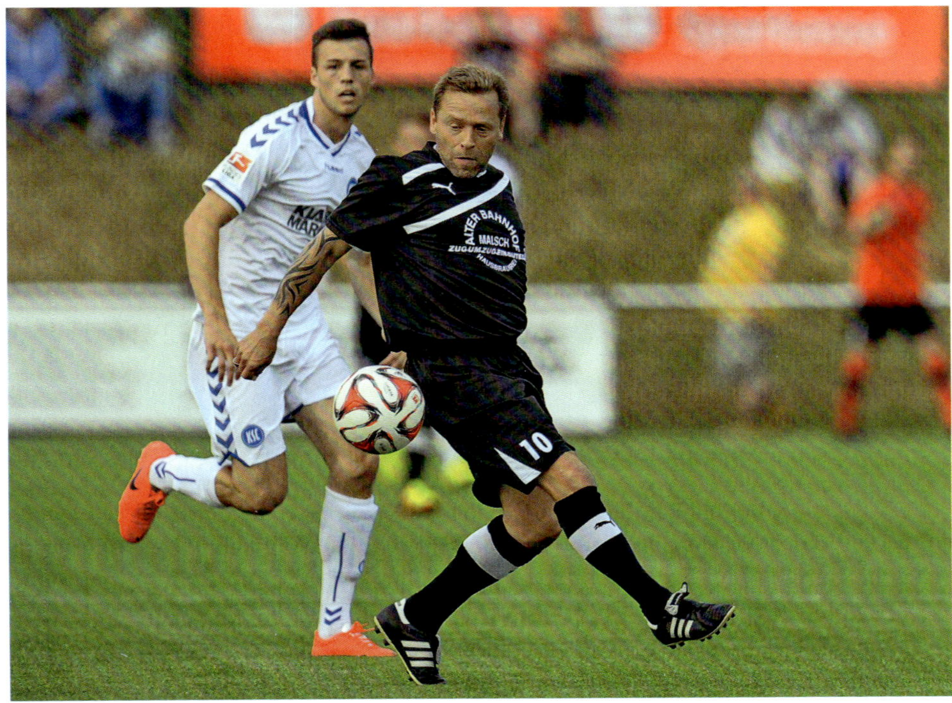

Bild 68: Fußball

- Vermeiden Sie nach Möglichkeit „Stopp-and-Go-Belastungen".
- Spielen Sie idealerweise in einer festen Gruppe, in der jeder die individuellen Möglichkeiten des anderen kennt und darauf Rücksicht nimmt.
- Wählen Sie statt Stollenschuhen eher Noppenschuhe, da diese nicht starr am Boden bleiben, sondern mitrotieren und somit die Gelenkbelastungen reduzieren.
- Spielen Sie am besten auf einer ebenen natürlichen Rasenfläche. Auf Kunstrasen und auf Hallenboden sind die Belastungen wesentlich höher.

Walking-Fußball

Walking-Fußball ist die Variante für Fußballspieler, die trotz Gelenkbelastungen ihren geliebten Ballsport aufrechterhalten möchten.

Oft ist für „Altherrenfußballer" die Beendigung des aktiven Fußballspielens der Grund für den vollständigen Ausstieg aus der sportlichen Aktivität, obwohl die technischen Fertigkeiten noch gut ausgeprägt sind. Die Entwicklung von alternativen Ballsportangeboten ist für diese Gruppe wichtig, da sie Möglichkeiten schaffen auch mit körperlichen Einschränkungen und/oder in höherem Alter noch sportlich aktiv zu sein und das vorhandene Können weiterhin zu nutzen. Für Ballspieler ist der Ball oft der entscheidende Spaßfaktor.

Walking-Fußball kommt aus England und verfolgt die Spielidee des normalen Fußballs. Die Zielgruppe dieser Fußballvariante sind vor allem ehemalige Fußballer/innen ab einem Alter von ca. 50 Jahren. Aber auch Menschen mit gesundheitlichen Einschränkungen und/oder geringem Fitnesslevel können von dieser Sportart profitieren.

- Folgende Anpassungen und Regelungen sind für eine möglichst risikofreie und langfristige körperliche Betätigung mit Walking-Fußball zu beachten:
- Das Rennen ist verboten, ein Fuß muss immer den Kontakt mit dem Boden haben.
- Körperkontakt ist weitgehend zu vermeiden, um Verletzungen der Spielenden vorzubeugen.
- Der Ball darf nicht höher als 1,20 Meter gespielt werden. Daher gibt es zum Beispiel Einkick anstatt Einwurf nach Seitenaus.
- Es wird auf verkleinerten Spielfeldern, mit kleineren Teams sowie kleineren Toren gespielt.

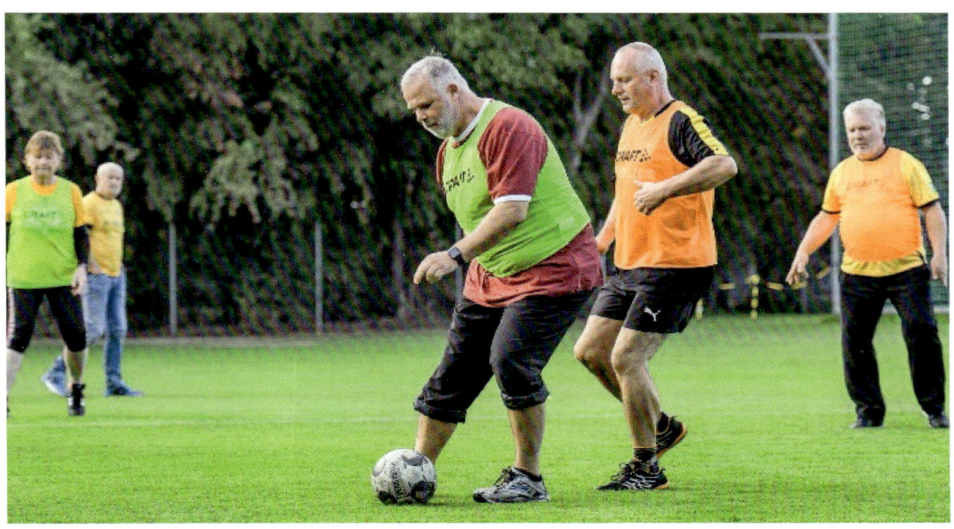

Bild 69: Walking-Fußball

Trotz einer bislang dünnen Studienlage zum Thema Walking-Fußball zeigen erste Studienergebnisse positive Trends auf körperlicher, sozialer und geistig-emotionaler Ebene. Ein regelmäßiges Walking-Fußball-Training über mehrere Wochen kann Verbesserungen in gesundheitsbezogenen Parametern (z. B. Körperfettanteil, Blutdruck) bewirken. Darüber hinaus kann das soziale Miteinander gestärkt werden, vor allem weil sich Sportler/innen mit ähnlichen Interessen und Voraussetzungen treffen. Auf der geistig-emotionalen Ebene können beim Walking-Fußball positive Emotionen wie Spaß, Stolz und Selbstbewusstsein gestärkt werden. Dementsprechend kann der Fußballvariante ein Potential zur Förderung der Gesundheit zugesprochen werden. Allerdings sind weitere Untersuchungen nötig, um die Wirkungen von Walking-Fußball besser verstehen und bewerten zu können.

8 Was ich schon immer über rheumatische Erkrankungen wissen wollte

Mein Gelenk schmerzt! Welchen Arzt suche ich auf?

Als Patient/in steht für mich der Schmerz im Vordergrund. Der Hausarzt/die Hausärztin ist sicher häufig mein/e erste/r Ansprechpartner/in. Aber wie gehe ich vor, wenn sich das Problem nicht sofort lösen lässt? Welcher Arzt/welche Ärztin ist besser für mein Gelenk geeignet: Der/die internistische Rheumatolog/in, der/die orthopädische Rheumatolog/in, der/die Schmerztherapeut/in oder ein Arzt/eine Ärztin für physikalische Medizin?

Als Patient/in ist es schwierig, die richtige Wahl zu treffen.

Ideal ist hier ein Zentrum, in dem alle diese Spezialist/innen zusammenarbeiten und zum geeigneten Zeitpunkt den/die richtige/n Spezialist/in mit hinzuziehen. Eine entzündliche Gelenkerkrankung hat in ihrem Verlauf unterschiedliche Phasen. So können Medikamente zu einer gewissen Phase die Erkrankung gut kontrollieren. Häufig treten im Verlauf der Erkrankung weitere Probleme auf, welche das Hinzuziehen weiterer Spezialist/innen notwendig macht. Spricht z. B. das Kniegelenk nicht genügend auf die Therapie an, kann hier häufig der/die orthopädische Rheumatolog/in helfen. Homepages, die Ihnen bei der Suche nach den Rheumazentren helfen, finden Sie im Anhang.

Wie komme ich rasch zur Diagnose?

Eine schnelle Diagnose ist wichtig, um die richtige Therapie einleiten zu können. Leider ist dies nicht immer so einfach, da es vielfältige Faktoren gibt, die für die Bestimmung einer spezifischen rheumatischen Erkrankung vorliegen müssen. Generell wird zwischen entzündlichen und nicht-entzündlichen Erkrankungen unterschieden, die sich teilweise durch Entzündungswerte bestimmen lassen (siehe Tab. 4).

Da jedoch unter rheumatischen Erkrankungen über 100 verschiedene Diagnosen stehen, ist die finale Diagnose nur durch eine umfassende Untersuchung sowie eine Therapie, z. B.: in Rheumazentren, möglich.

Tab. 4: Einteilung Gelenk-/Wirbelsäule-/Weichteilerkrankungen

	Entzündlich	Nicht-entzündlich
Gelenke, Wirbelsäule	Rheumatoide Arthritis Spondyloarthritis	Arthrose
Weichteile	Kollagenosen Vaskulitiden (Lupus, Sklerodermie, etc.)	Fibromyalgie

Wann brauche ich welche Therapie?

Bei den meisten rheumatischen Erkrankungen haben sich drei Basismaßnahmen bewährt:

- Ernährung
- Bewegung
- Gewichtsnormalisierung

Für alle Erkrankungen gibt es eine Reihe von gestaffelten Therapiemöglichkeiten, die jedoch sehr krankheitsspezifisch sind. Deshalb ist es häufig sinnvoll, die verschiedenen Spezialist/innen gemeinsam in das Therapiekonzept mit einzubeziehen. Hierfür bieten sich spezielle Zentren an.

Die Behandlung der rheumatoiden Arthritis z. B. verlangt eine intensive medikamentöse Behandlung, zusätzlich ist eine intensive Physiotherapie sinnvoll. Operative Maßnahmen werden meist dann notwendig, wenn Medikamente nicht den gewünschten Erfolg zeigen.

Therapie – Je früher desto besser?

Bei der Therapie entzündlich-rheumatischer Erkrankungen hat sich gezeigt, dass der Therapiebeginn ganz entscheidend für den weiteren Verlauf ist. Je früher ich mit der medikamentösen Behandlung starte, desto besser sind meine Erfolgsaussichten. Ziel ist es, die Behandlung zu starten, bevor das Entzündungsgewebe beginnt, Knochen, Knorpel oder Sehnen/Weichteile zu zerstören. Denn dieser Zerstörungsprozess ist meist nicht reversibel (umkehrbar). Wichtig ist innerhalb der ersten sechs Wochen nach Symptombeginn mit der medikamentösen Behandlung zu starten.

Medikamente!

Vorsichtig beginnen, damit man möglichst wenig Nebenwirkungen erleidet?

In der Medikamentenbehandlung gab es in den letzten Jahren eine komplette Änderung des Vorgehens. Heute startet man mit der medikamentösen Therapie bei einer rheumatoiden Arthritis so früh wie möglich. Gleichzeitig ist es wichtig, sehr intensiv zu beginnen, um die Erkrankung von Anfang an möglichst rasch in den Griff zu bekommen. Abhängig von der entzündlichen Aktivität, die sich an der Zahl und dem Ausmaß der entzündlich veränderten Gelenke, den Entzündungsparametern im Blut sowie der Schwere der Allgemeinsymptome zeigt, kann es durchaus sinnvoll sein, nach dem nicht erfolgreichen Einsatz eines Rheumamedikamentes zügig ein zweites Medikament hinzuzugeben. In der Kombination ist eine intensivere Behandlung der Rheumaerkrankung möglich.

Alles ändert sich. Brauche ich immer die neuesten?

Die Einführung der sogenannten Biologicals hat in den letzten 25 Jahren zu einer Revolution in der Behandlung des entzündlichen Rheumas geführt. Die meisten dieser modernen Medikamente greifen gezielt in das Entzündungssystem unseres Körpers ein und können so erfolgreich gegen die entzündliche Erkrankung eingesetzt werden.

Trotzdem ist es sinnvoll, eine bestimmte Reihenfolge im Einsatz der Medikamente zu bewahren. Die neuen Medikamente werden den Empfehlungen nach in der Regel erst bei Nichtwirken eines älteren Medikamentes gegeben. Methotrexat ist unverändert der „goldene Standard" in der Therapie des entzündlichen Rheumas. Methotrexat wird zu Beginn der Therapie meist allein eingesetzt, im Verlauf der Behandlung zusätzlich in Kombination mit anderen Medikamenten. Erst wenn das Methotrexat allein oder in Kombination mit anderen Medikamenten nicht zum gewünschten Erfolg führt, kommen die Biologicals zum Zug.

Wann sollte operiert werden?

Wichtig für jede/n Rheumakranke/n ist ein Therapieplan. Es muss klar sein, wann Medikamente notwendig sind und wann eine Operation notwendig ist. Wann wird die Operation durchgeführt? Wie sieht die Rehabilitation aus? Wann kehrt der/die Patient/in wieder ins normale Leben zurück? Für den/die Patient/in ist es auch von großer Bedeutung wie stark die Einschränkungen sind und ob diese auch massiv den Alltag beeinträchtigen.

Bleibt die rheumatische Entzündung einzelner Gelenke trotz intensiver medikamentöser Behandlung bestehen, muss die Entzündung operativ entfernt werden. Andernfalls droht das Gelenk durch die Entzündung zerstört zu werden. Bei den meisten Gelenken kann dieser Eingriff heute minimalinvasiv durchgeführt werden.

Operationen bei rheumatischen Erkrankungen sind außerdem zwingend notwendig, wenn Sehnen gerissen oder Nerven eingeengt sind.

Bewegung und Sport sind sinnvoll! Kann es mir auch schaden?

Bewegung ist sinnvoll als Prävention und auch als Behandlung bei Gelenkerkrankungen. Jedes Gelenk, auch das gesunde, hat eine individuelle Belastungsgrenze. Ein Überschreiten ist nicht gut für den Knorpel. Bei rheumatischen Erkrankungen fällt neben der individuellen Schwelle noch der Zerstörungszustand des Gelenks mit ins Gewicht. Stark geschädigte Gelenke vertragen deutlich weniger Belastung als gesunde Gelenke. Bei vorgeschädigten Gelenken steht die „sanfte" Bewegung im Vordergrund, die Belastung sollte angepasst werden.

So ist es bei rheumatischen Erkrankungen wichtig, die Sportart, das Befallsmuster sowie die Belastbarkeit des einzelnen Gelenks nach der individuellen Erkrankung auszuwählen. Bei Befall der Handgelenke sollten keine Sportarten ausgeübt werden, bei denen der Ball mit Händen gegriffen wird. Ist vor allem das Kniegelenk betroffen, so sind Radfahren und Schwimmen (v. a. Kraul- und Rückenschwimmen) gut geeignet.

Ist Rheuma heilbar?

Die neuen Medikamente haben in der Therapie eine wahre Revolution geschaffen. Viele Erfolge sind möglich, insbesondere wenn die Therapie frühzeitig gestartet wird. Häufig kann in diesen Fällen eine Remission erzielt werden, die Erkrankung wird unterdrückt. In manchen Fällen kann sogar eine gewisse Zeit lang auf Medikamente verzichtet werden. Das schließt jedoch nicht aus, dass die Erkrankung zu einem späteren Zeitpunkt erneut Symptome verursacht.

9 Weitere Informationen

9.1 Liste von Rheumazentren

Hier finden Sie eine Liste von Rheumazentren.

Falls Sie ausgewiesene Rheumatolog/innen, Physiotherapeut/innen, Kliniken, Reha-Einrichtungen oder Ähnliches suchen, können Sie gerne in der folgenden Datenbank der Deutschen Rheuma-Liga Bundesverband e.V. recherchieren:

https://www.versorgungslandkarte.de/

Die Deutsche Gesellschaft für Rheumatologie e.V. bietet zudem ein Netzwerk an ausgewiesenen regionalen kooperativen Rheumazentren in Deutschland an, die mit Kontaktdaten hinterlegt sind:

https://dgrh.de/Start/Versorgung/Landkarte-der-Rheumazentren.html

Hier finden Sie eine Liste der Landes- und Mitgliederverbände der Rheuma-Liga:

Rheuma-Liga Baden-Württemberg e.V.
Kaiserstr. 18 • 76646 Bruchsal
Telefon 0 72 51–91 62-0
Fax 0 72 51-91 62-62
kontakt@rheuma-liga-bw.de
www.rheuma-liga-bw.de

Deutsche Rheuma-Liga
Landesverband Bayern e.V.
Fürstenrieder Str. 90 • 80686 München
Telefon 089-54 61 48 90
Fax 089-54 61 48 95
info@rheuma-liga-bayern.de
www.rheuma-liga-bayern.de

Deutsche Rheuma-Liga Berlin e.V.
ZIRP – Zentrum für Integration,
Rehabilitation und Prävention
Schützenstr. 52 • 12165 Berlin
Telefon 030-32 29 02 91-0
Fax 030-3 22 90 29-39
zirp@rheuma-liga-berlin.de
www.rheuma-liga-berlin.de

Deutsche Rheuma-Liga
Landesverband Brandenburg e.V.
Friedrich-Ludwig-Jahn-Str. 19
03044 Cottbus
Telefon 0 33 28-3 90 91 52
Fax 0 33 28-3 90 91 90
info@rheuma-liga-brandenburg.de
www.rheuma-liga-brandenburg.de

Deutsche Rheuma-Liga
Landesverband Bremen e.V.
Im Haus der AOK Bremen
Am Wall 102 • 28195 Bremen
Telefon 04 21-1 76 14 29
Fax 04 21-1 76 15 87
Rheuma-liga.hb@t-online.de
www.rheuma-liga-bremen.de

Deutsche Rheuma-Liga
Landesverband Hamburg e.V.
Klinikum Eilbek, Haus 17
Dehnhaide 120 • 22081 Hamburg
Telefon 040-6 69 07 65-0
Fax 040-6 69 07 65-25
info@rheuma-liga-hamburg.de
www.rheuma-liga-hamburg.de

Rheuma-Liga Hessen e.V.
Elektronstr. 12 a • 65933 Frankfurt/Main
Telefon 069-35 74 14
Fax 069-35 35 35 23
Rheuma-Liga.Hessen@t-online.de
www.rheuma-liga-hessen.de

Deutsche Rheuma-Liga
Mecklenburg-Vorpommern e.V.
„Gemeinsames Haus" Rostock,
Henrik-Ibsen-Str. 20 • 18106 Rostock
Telefon 03 81-7 69 68 07
Fax 03 81-7 69 68 08
lv@rheuma-liga-mv.de
www.rheuma-liga-mv.de

Rheuma-Liga Niedersachsen e.V.
Lützowstr. 5 • 30159 Hannover
Telefon 05 11-1 33 74
Fax 05 11-1 59 84
info@rheuma-liga-nds.de
www.rheuma-liga-nds.de

Deutsche Rheuma-Liga
Nordrhein-Westfalen e.V.
III. Hagen 37 • 45127 Essen
Telefon 02 01-82 79 70
Fax 02 01-8 27 97-27
info@rheuma-liga-nrw.de
www.rheuma-liga-nrw.de

Deutsche Rheuma-Liga
Landesverband Rheinland-Pfalz e.V.
Schloßstr. 1 • 55543 Bad Kreuznach
Telefon 0671-8340-44
Fax 0671-8340-460
rp@rheuma-liga.de
www.rheuma-liga-rlp.de

Deutsche Rheuma-Liga Saar e.V.
Schmollerstr. 2 b • 66111 Saarbrücken
Telefon 0681-33271
Fax 0681-33284
DRLSAAR@t-online.de
www.rheuma-liga-saar.de

Rheuma-Liga Sachsen e.V.
Willmar-Schwabe-Str. 2-4 • 04109 Leipzig
Telefon 0341-121141950/-51
Fax 0341-121141959
Rheuma-liga-sachsen@t-online.de
www.rheumaliga-sachsen.de

Deutsche Rheuma-Liga
Landesverband Sachsen-Anhalt e.V.
Wolfgang-Borchert-Str. 75-77
06126 Halle
Telefon 0345-6951515
Fax 0345-6951515
rheusaanh@aol.com
www.rheuma-liga-sachsen-anhalt.de

Deutsche Rheuma-Liga
Schleswig-Holstein e.V.
Holstenstr. 88-90 • 24103 Kiel
Telefon 0431-53549-0
Fax 0431-53549-10
info@rlsh.de
www.rlsh.de

Deutsche Rheuma-Liga
Landesverband Thüringen e.V.
Weißen 1 • 07407 Uhlstädt-Kirchhasel
Telefon 036742-673-61/-62
Fax 036742-673-63
Rheuma-Liga-Thueringen@web.de
www.rheumaliga-thueringen.de

Deutsche Vereinigung
Morbus Bechterew e.V.
Metzgergasse 16 • 97421 Schweinfurt
Telefon 09721-22033
Fax 09721-22955
DVMB@bechterew.de
www.bechterew.de

Lupus Erythematodes
Selbsthilfegemeinschaft e.V.
Döppersberg 20 • 42103 Wuppertal
Telefon 0202-4968797
Fax 0202-4968798
lupus@rheumanet.org
www.lupus.rheumanet.org

Sklerodermie Selbsthilfe e.V.
Am Wollhaus 2 • 74072 Heilbronn
Telefon 07131-3902425
Fax 07131-3902426
sklerodermie@t-online.de
www.sklerodermie-sh.de

9.2 Literatur

Borgetto, B. & Kolba, N. (2008). Wie anfällig ist die gemeinschaftliche Selbsthilfe für die Reproduktion und Produktion sozialer und gesundheitlicher Ungleichheit? In U. Bauer & A. Büscher (Eds.), *Soziale Ungleichheit und Pflege*. VS Verlag für Sozialwissenschaften. https://doi.org/10.1007/978-3-531-91014-7_18

Bundesarbeitsgemeinschaft für Rehabilitation [BAR] (2022). *Rahmenvereinbarung über den Rehabilitationssport und das Funktionstraining*. Vom 1. Januar 2022. https://www.kbv.de/media/sp/Rahmenvereinbarung_Rehasport.pdf

Deutsche Gesellschaft für Rheumatologie DGRh e.V. (Hrsg.). (2014). *Rheuma in Zahlen. Betroffene Menschen in Deutschland*. Zugriff am 18. Dezember 2019 unter https://dgrh.de/Start/DGRh/Presse/Daten-und-Fakten/Rheuma-in-Zahlen.html

Deutsche Rheuma-Liga Bundesverband. e.V. (2017). *Rheuma – rechtzeitig reagieren. Ein Ratgeber für Betroffene*.

Deutsche Rheuma-Liga Bundesverband. e.V. (Hrsg.). (2017). *Rheumatische Erkrankungen*.

Deutsche Rheuma-Liga Bundesverband. e.V. (2020). *Krankheitsbilder*. Zugriff am 06. März 2020 unter https://www.rheuma-liga.de/rheuma/krankheitsbilder

Eich, W., Bär, K.-J., Bernateck, M., Burgmer, M., Dexl, C., Petzke, F., Sommer, C., Winkelmann, A. & Häuser, W. (2017). Definition, Klassifikation, klinische Diagnose und Prognose des Fibromyalgiesyndroms: Aktualisierte Leitlinie 2017 und Übersicht von systematischen Übersichtsarbeiten. *Schmerz Berlin, Germany, 31* (3), 231-238. https://doi.org/10.1007/s00482-017-0200-7

Pedersen, B. K. & Saltin, B. (2015). Exercise as medicine – evidence for prescribing exercise as therapy in 26 different chronic diseases. *Scandinavian Journal of Medicine & Science in Sports Supplement 3* (25), 1-72.

Pschyrembel Online. *Rheumatischer Formenkreis*. https://www.pschyrembel.de/Rheumatischer%20Formenkreis/K0763

Rheuma Liga Baden-Württemberg (o. J.) *Selbsthilfe vor Ort*. Zugriff am 04.06.2023 unter https://www.rheuma-liga-bw.de/angebot-hilfe/selbsthilfe-vor-ort

Rheuma Liga Bundesverband (o. J). *Leitbild der Deutschen Rheuma Liga Bundesverband*. Zugriff am 23.03.2020 unter https://www.rheuma-liga.de/fileadmin/user_upload/Dokumente/Verband/Leitbild/DRL_Leitbild_final.pdf

Rheuma-Liga Bundesverband (o. J.). *Menschen mit Rheuma. Wir sind für sie da*. Zugriff am 04.06.2023 unter https://www.rheuma-liga.de/angebote/funktionstraining

Robert Koch-Institut & Rabenberg, M. (2013). *Arthrose. Gesundheitsberichterstattung des Bundes* (Gesundheitsberichterstattung des Bundes, Heft 54). Robert Koch-Institut.

Robert Koch-Institut (Hrsg.). (2010). *Entzündlich-rheumatische Erkrankungen* (Gesundheitsberichterstattung des Bundes, Heft 49). Robert Koch-Institut.

Rütten, A. & Pfeifer, K. (Hrsg.). (2016). *Nationale Empfehlungen für Bewegung und Bewegungsförderung*. Friedrich-Alexander-Universität Erlangen-Nürnberg.

Schneider M. & Krüger K. (2013). Rheumatoid arthritis – early diagnosis and disease management. *Dtsch Arztebl Int, 110* (27-28), 477-84. https://doi.org/10.3238/arztebl.2013.0477

Tiemann, M., Mohokum, M., Woll, A. & Sell, S. (2019). *Forschungsprojekt „Weiterentwicklung des Funktionstrainings" der Deutschen Rheuma-Liga Bundesverband e.V. Ergebnisbericht 1 AP 1.1 Beschreibung der Zielgruppe des Funktionstrainings.* SRH Hochschule für Gesundheit; Karlsruher Institut für Technologie KIT, Institut für Sport und Sportwissenschaft.

Tiemann, M., Mohokum, M., Woll, A., Sell, S. & Wittelsberger, R. (2019). *Forschungsprojekt „Weiterentwicklung des Funktionstrainings" der Deutschen Rheuma-Liga Bundesverband e.V. Ergebnisbericht 2-Teil 2: AP 1.2 Weiterentwicklung der Inhalte des Funktionstrainings.* SRH Hochschule für Gesundheit; Karlsruher Institut für Technologie KIT, Institut für Sport und Sportwissenschaft.

Tiemann, M., Mohokum, M., Woll, A., Sell, S. & Wittelsberger, R. (2020). *Forschungsprojekt „Weiterentwicklung des Funktionstrainings" der Deutschen Rheuma-Liga Bundesverband e.V. Ergebnisbericht 2 – Teil 1: „Neues Funktionstraining Rheuma – NFT Rheuma. Trainingsmanual.* SRH Hochschule für Gesundheit; Karlsruher Institut für Technologie KIT, Institut für Sport und Sportwissenschaft.